Dr Michel Golay
Chiropraticien

CONSTRUIRE SA SANTÉ

La salutogenèse :
votre santé
vous appartient !

jouvence
SANTÉ

Dans la même collection aux Éditions Jouvence :

En finir avec la sous-respiration,
Jean-Marie Defossez

En finir avec les douleurs chroniques,
Dr Geneviève Choussy Desloges

Alzheimer, gardez le contact !, Sylviane Morandi

Autisme : le grand espoir d'en sortir, Dr Françoise Berthoud

10 respirations thérapeutiques au service de votre santé,
Jean-Marie Defossez

Trouver son rythme grâce à la naturopathie,
Corinne Allioux Goldfarbe

Votre santé se cache au cœur de vos cellules, Dr Claude Lagarde

Du bon usage des plantes médicinales,
Dr Claire Laurant-Berthoud, Catherine Mollet
et Dr Albert-Claude Quemoun

Catalogue gratuit sur simple demande

Éditions Jouvence
France : BP 90107 – 74161 Saint-Julien-en-Genevois Cedex
Suisse : Route de Florissant, 97 – 1206 Genève
Site Internet : www.editions-jouvence.com
E-mail : info@editions-jouvence.com

ISBN : 978-2-88953-019-9

Maquette de couverture : Antartik
Couverture : Éditions Jouvence
Maquette intérieure : Morgane Postaire
Photographie de couverture : Adobe Stock/© malush
Mise en pages : Nord Compo

Sommaire

Introduction :
Une approche optimiste 5

Chapitre 1 : Une brève histoire de la santé 15
Chapitre 2 : De l'homéostasie à l'allostasie. 41
Chapitre 3 : Comment notre corps fabrique sa santé 55
Chapitre 4 : La méthode : évaluer le profil initial de votre santé 99
Chapitre 5 : Une alimentation salutaire 119
Chapitre 6 : L'activité physique et les thérapies manuelles 153
Chapitre 7 : Assurer la qualité du sommeil. 173
Chapitre 8 : Quatre parcours cliniques. 187

Conclusion :
Améliorer sa santé en se respectant. 197

Annexe :
Quelques lignes sur le parcours de l'auteur. 208

Remerciement 211

Glossaire 212

Bibliographie 223

Introduction
Une approche optimiste

Dans le monde occidental, il est très rare que le médecin s'intéresse véritablement à la santé de ses patients, puisqu'ils ne viennent le rencontrer qu'en cas de maladie. Or, nous savons à présent que la maladie est un symptôme de mauvaise adaptation à l'environnement et de comportements inadéquats pour la santé des personnes. C'est dans cette perspective que s'inscrit la salutogenèse, qui renoue avec la tradition selon laquelle le médecin est avant tout celui qui enseigne la santé. Selon la science contemporaine, cette santé dépend de la qualité des interactions avec le monde extérieur et des capacités de gestion des équilibres internes du corps. Le savoir scientifique actuel démontre le rôle crucial de la qualité des multiples flores bactériennes sans lesquelles nous ne pourrions pas vivre. C'est sur ces piliers essentiels que repose la méthode présentée dans ce livre.

Dans notre civilisation, on rencontre en général le médecin quand quelque chose ne va pas. Il peut s'agir d'un simple rhume qui ne veut pas passer et qui empêche de travailler comme d'habitude, d'un lumbago carabiné, ou, plus inquiétant, d'une douleur inhabituelle dans le creux du ventre : elle est bien sûr désagréable, mais peut aussi laisser craindre une maladie, peut-être grave.

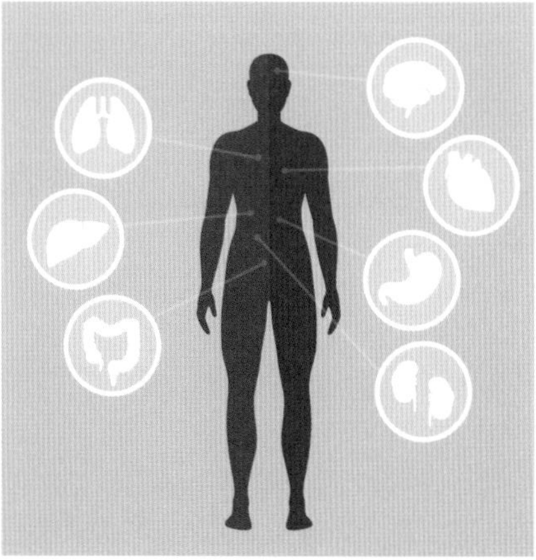

Maladie : le mot est lâché. En général, le médecin saura rapidement de quoi il retourne, et après vérification des symptômes*, il prescrira à son patient des médicaments censés régler le problème assez rapidement. Si les symptômes sont moins aisés à interpréter, il demandera des examens complémentaires, voire orientera le patient vers un spécialiste. Et sans que nous y prêtions attention, ce mot de « patient » en dit long. Le terme provient du grec *pathos* et désigne celui qui souffre de façon passive : comme s'il ne pouvait rien faire pour améliorer par lui-même sa santé.

En Occident, un bilan médical n'est pas un bilan de santé, mais un bilan de maladie ou de « non-maladie ». C'est pourquoi le taux de satisfaction vis-à-vis des médecins est faible, parce que la plupart des gens ne souffrent pas de maladies, mais de troubles fonctionnels. Du point de vue de la médecine, ils n'ont rien : pourtant, ils vivent avec leurs symptômes, ce qui montre que leur état de santé n'est pas optimal.

Il faut dire que presque tout l'enseignement de la médecine, et plus encore sa pratique, sont aujourd'hui tournés vers l'étude des maladies : comme s'il allait de soi qu'être exempt de maladie signifiait forcément être en bonne santé, et que réciproquement, la santé d'une personne qui traverse une maladie était forcément mauvaise.

Cette théorie et cette pratique actuelles de la médecine sont devenues une véritable catastrophe. Vouloir guérir une maladie est louable et nécessaire, mais les médecins allopathiques* actuels gardent le plus souvent les yeux rivés sur les symptômes sans se soucier réellement des causes des troubles qu'ils entendent traiter. C'est particulièrement le cas pour les maladies non contagieuses – troubles cardiovasculaires, diabètes de type 2, allergies, troubles chroniques de l'humeur… – qui sont avant tout dues, nous le verrons, aux modes de vie contemporains.

De toute façon et même en cas de maladie grave, il est essentiel d'agir en parallèle sur la maladie et sur la qualité du terrain qui l'a rendue possible, et finalement provoquée. Il faut aussi se soucier des effets secondaires souvent colossaux qu'entraîne le recours aux médicaments. C'est particulièrement le cas pour l'usage trop fréquent des antibiotiques : s'ils sont indispensables en cas de septicémie, leur utilisation dans le cadre de troubles bénins détruit une bonne partie de la flore intestinale, dont la bonne santé est pourtant une condition essentielle de la nôtre.

Défendre la santé pour elle-même : la salutogenèse

Promouvoir la santé individuelle et collective sans être obnubilé à l'avance par la perspective de la maladie, et sans être aveuglé par elle lorsqu'elle est apparue : cette vision simple, c'est celle de la salutogenèse. C'est une approche optimiste découverte au fil de mon parcours et que je défends au quotidien à travers la méthode que présente ce livre.

La salutogenèse ne nie pas le rôle des agents infectieux, mais elle se préoccupe avant tout de la capacité de réponse du corps humain, qui, selon son état de santé, développera ou non une maladie lors de son exposition à une bactérie potentiellement pathogène*, par exemple. L'action de la salutogenèse n'est pas à proprement parler préventive, puisque la prévention est axée sur tel ou tel risque de maladie : la salutogenèse a pour objectif d'améliorer le fonctionnement des organismes humains, quel que soit leur âge, afin que le corps se trouve dans les conditions optimales pour s'adapter sans cesse à son milieu, comme le fait la vie depuis des milliards d'années.

Cette conception de bon sens s'est renforcée au fil des années et s'est approfondie grâce à l'expérience acquise auprès de personnes confrontées à des situations de vie très variées. Au fil de ce travail, j'ai sans cesse été guidé par un rêve : arrêter de se contenter de réparer ce qui avait été cassé et se focaliser sur les ressources du terrain, afin de ne pas avoir à s'occuper en tant que telle de la lutte contre les maladies.

C'est cette idée simple qui a guidé mes études et ma pratique. Même si je commence à m'intéresser aux applications pratiques de la neurologie fonctionnelle, ma méthode repose essentiellement sur la physiologie et la biochimie, car nous connaissons de mieux en mieux de quelle façon notre corps construit sa santé afin de répondre au mieux aux charges que présentent notre environnement et nos modes de vie, qui pèsent de plus en plus sur nos organismes.

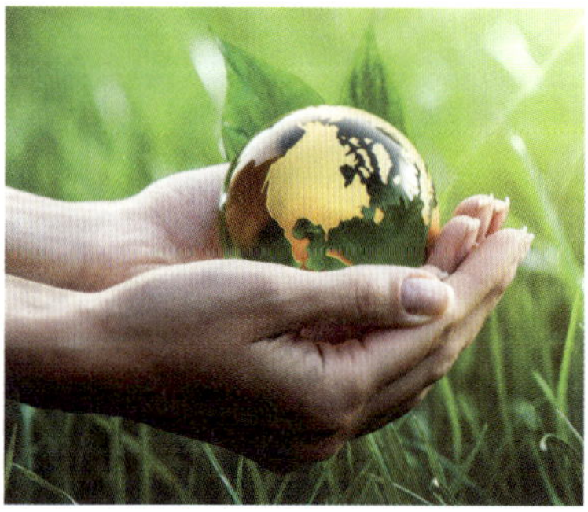

Comme le dit Claude Bernard, le fondateur de la physiologie moderne :

> *« L'équilibre du milieu intérieur est la condition d'une vie libre et indépendante. »*

Contrairement à ce que prétend parfois la médecine allopathique, nous sommes loin de comprendre tous les détails du fonctionnement de notre corps. Chacune de nos cellules comprend 2,7 mètres d'ADN, soit huit fois la distance qui sépare la Terre du Soleil pour chaque organisme, et l'expression des gènes que cet organisme contient débouche à chaque seconde sur des milliards de réactions biochimiques : prétendre tout comprendre d'un système aussi complexe est illusoire. C'est pourquoi la plupart des traitements chimiques font courir des risques inconnus : ciblés sur une seule catégorie de mécanismes, ils dégradent souvent d'autres fonctions indispensables à la santé.

Ce que nous connaissons de mieux en mieux, en revanche, ce sont les conditions de l'homéostasie*, une notion qui sera évoquée à plusieurs reprises dans cet ouvrage. Toutes les fonctions corporelles – digestion, respiration, maintien de la température, circulations sanguine et lymphatique, gestion de l'équilibre, immunités innée et acquise, élimination des substances toxiques – ont pour but de maintenir un environnement intérieur le plus stable possible, propice au déroulement optimal du nombre incalculable de réactions qui assurent le bon fonctionnement de notre corps. Ce principe vaut à l'échelle de l'organisme tout entier, mais aussi de chaque cellule, en passant par les échelles du tissu et/ou de l'organe auquel elle appartient.

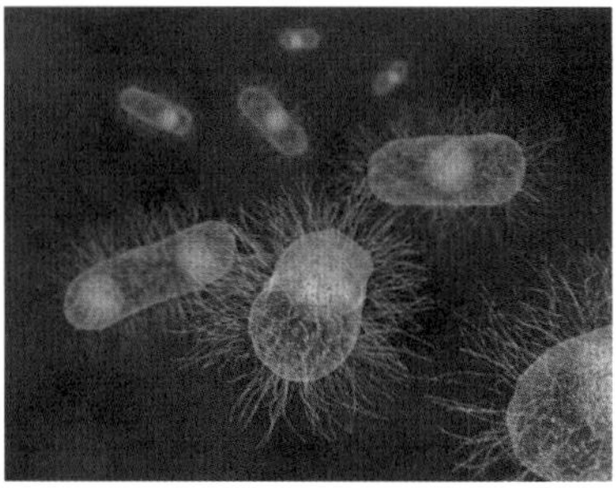

De la même façon que dans un écosystème, l'homéostasie globale de notre corps repose finalement sur le système complexe des homéostasies cellulaires, coordonnées par nos systèmes de régulation locaux et globaux. L'analogie entre la vie de notre corps et le fonctionnement d'un écosystème va plus loin : la science sait désormais que le corps humain ne peut pas vivre sans les symbioses* qu'il entretient avec les bactéries qui peuplent notamment son intestin, ses poumons et sa peau.

L'environnement du corps humain se situe donc en grande partie, en somme, dans ce qui semble son intérieur ! Pour une personne de poids moyen, la masse des bactéries intestinales représente environ trois kilogrammes. Sans elles, nous mourrions tout simplement de faim. Et la qualité de nos bactéries cutanées, pulmonaires et intestinales joue également un rôle crucial pour notre système immunitaire* comme pour d'autres fonctions.

L'approche écologique peut aussi être évoquée d'une autre manière. L'écosystème qu'est la symbiose entre notre corps et ses bactéries est lui-même plongé de sa naissance à sa mort dans l'environnement avec lequel il entretient de nombreux échanges, qui sont la condition de sa vie : respiration, alimentation, transpiration, excrétion... Or, l'environnement contemporain est devenu particulièrement agressif et toxique, et les modes de vies souvent très mal appropriés au fonctionnement optimal de notre organisme, sur lequel pèse une charge excessive. Les conditions environnementales favorables à une bonne régulation de l'homéostasie se dégradent ainsi de façon considérable, de sorte que l'on évoque depuis les années 1990 la notion de charge allostatique*.

Le cœur de la méthode présentée dans cet ouvrage consiste à donner à chacun les moyens de réduire cette charge pour évoluer dans notre environnement et adopter les habitudes les plus favorables à l'homéostasie de son organisme – c'est-à-dire le nom scientifique de la santé. Chacun d'entre nous peut ainsi participer pleinement à la construction de sa propre santé.

Appliquer concrètement les principes de la salutogenèse

Le principe de cette démarche simple et de bon sens n'est pas nouveau. Lorsque l'on se tourne vers le passé ou vers d'autres continents, on se rend compte que le fait de n'aller rencontrer le médecin qu'en cas de maladie est loin d'être la règle. En Chine, par exemple, le médecin est traditionnellement celui qui enseigne la santé, et la lutte contre la maladie n'est qu'une partie de son travail. C'est aussi le cas ailleurs, et cela a été vrai très longtemps en Occident. C'est pourquoi le médecin est un « docteur », c'est-à-dire un enseignant dont le métier est de transmettre l'art de la santé.

Cette conception séculaire de la médecine comme art de la santé est reprise et adaptée au monde actuel par le mouvement récent de la salutogenèse. Cette approche – fondée à la fin des années 1970, et aujourd'hui active dans plus d'une cinquantaine de pays à travers le monde – rassemble chercheurs et praticiens pour promouvoir la recherche et les techniques sur le développement de la santé, ceci en s'appuyant sur les derniers résultats de la science contemporaine.

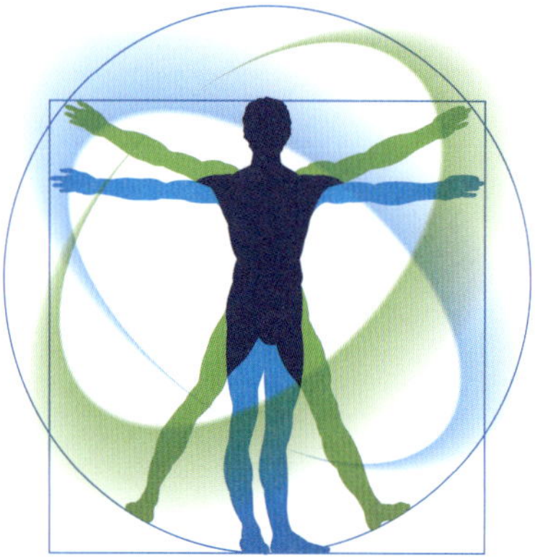

Ce dernier point est essentiel pour la démarche de la salutogenèse. Si les médecines alternatives adoptent généralement une vision holistique* du corps humain et s'appuient avant tout sur l'expérience et l'observation, elles peuvent parfois donner lieu à des pratiques hasardeuses dont l'efficacité n'est que très rarement prouvée par des protocoles scientifiques. À l'inverse, toutes les recherches et les pratiques salutogénésiques reposent sur des résultats validés par la science contemporaine. Fort heureusement pour nous, la physiologie* a fait depuis une trentaine d'années des progrès spectaculaires, et nous connaissons désormais les mécanismes essentiels à partir desquels le corps humain fabrique, entretient et améliore lui-même sa propre santé.

Après trente ans de recherches et de pratiques, j'ai pensé qu'il était temps de faire un point et de partager avec toutes les personnes intéressées l'essentiel de la démarche appliquée depuis 2013 dans le centre Lon[h]ea de Genève. Ce premier livre a donc pour objectif principal de faire connaître et de partager la méthode que j'ai conçue au fil des années et les principes scientifiques qui la guident.

Par-dessus tout, cet ouvrage aura atteint son but s'il vous convainc qu'il existe à présent des moyens éprouvés d'améliorer votre santé, qu'il vaut la peine de s'y engager : telle est la philosophie de la salutogenèse.

Pour atteindre ses objectifs, cet ouvrage commencera par tracer une rapide histoire de la santé, puisque cette notion a évolué au cours du temps. Il explique ensuite les notions cruciales d'homéostasie et d'allostasie, puis la façon par laquelle notre corps s'appuie sur ses différents cerveaux, et en premier lieu sur les cerveaux reptilien et digestif, pour fabriquer sa santé. Les chapitres suivants présentent la méthode que j'utilise, à commencer par les multiples indicateurs qui me permettent de déterminer le profil de santé des personnes accompagnées, puis les entretiens et les tests sur lesquels repose le choix des modalités individuelles d'accompagnement.

Les deux chapitres suivants sont consacrés aux deux grands moyens d'action de la salutogenèse : l'amélioration de l'alimentation et la pratique des activités physiques adaptées à chacun, ainsi que le rôle spécifique des thérapies manuelles. Nous évoquerons aussi le rôle fondamental du sommeil, avant de faire part du parcours de quatre personnes accompagnées, ceci pour donner au lecteur une idée concrète de ce que sont les traitements proposés et les résultats obtenus.

Ce livre propose en conclusion des réflexions sur les grands enseignements qu'apporte cette méthode globale et sur ses perspectives d'évolution. J'insiste sur le fait qu'il est publié en 2018 en fonction des connaissances scientifiques disponibles à cette date, car le savoir validé concernant la physiologie du corps humain et ses relations avec les bactéries qu'il héberge progresse très rapidement. Ce livre utilisera souvent le terme de « patient » pour respecter l'usage, mais il faut préciser que nombre des personnes accompagnées au sein du centre Lon[h]ea de Genève ne sont pas considérées comme malades.

Il me reste donc à vous souhaiter une bonne lecture de cet ouvrage, qui s'adresse à toutes les personnes qui s'intéressent aux mécanismes de base de la santé. Afin d'en faciliter la lecture, nous avons fait en sorte que les termes les plus techniques soient expliqués dans le fil du texte et/ou dans le glossaire (*).

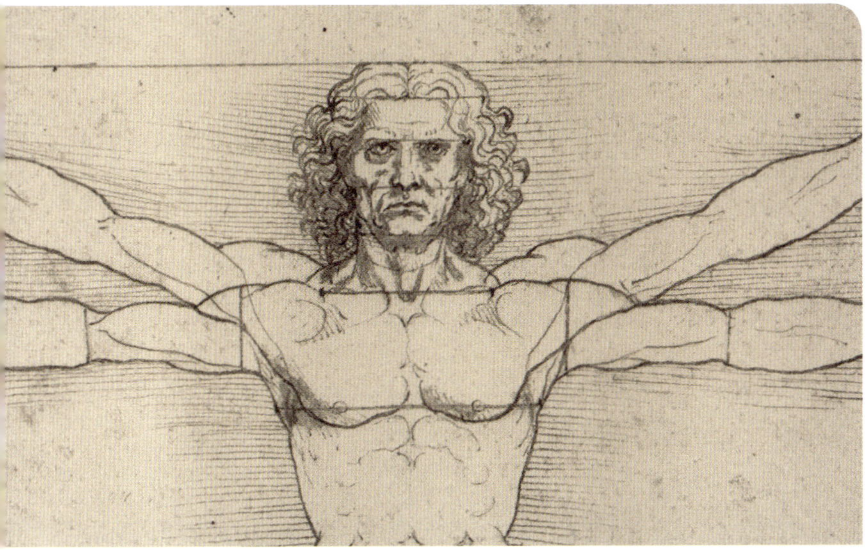

1. Une brève histoire de la santé

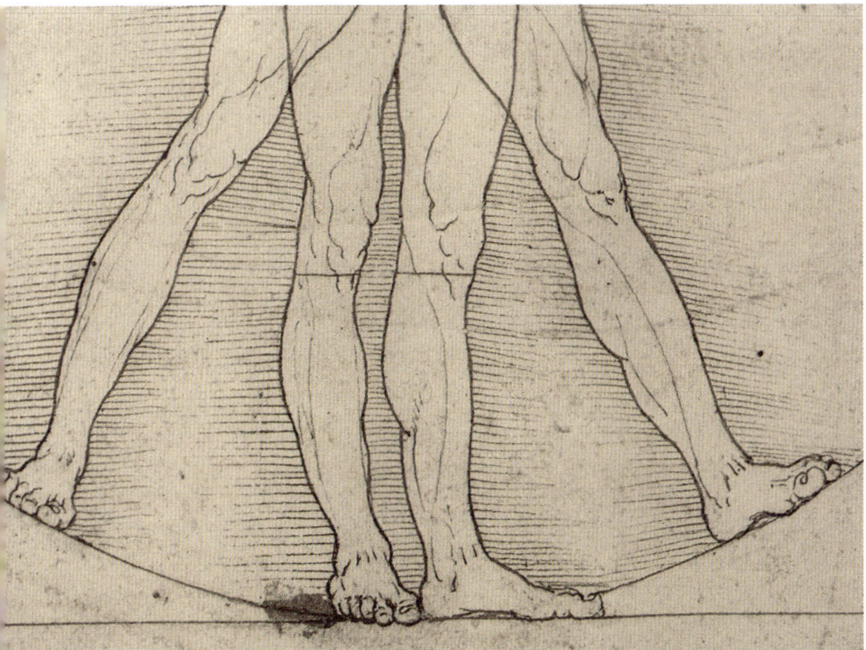

La santé a une histoire. Le soignant a d'abord été celui qui enseignait l'art de la santé en cherchant à maintenir ou à rétablir la correspondance entre les équilibres internes des corps et le monde. En Occident, l'art de la santé a longtemps inspiré des régimes alliant activités physiques et bonne alimentation. La rupture intervient chez nous avec le philosophe René Descartes, qui développe l'idée du corps comme machine inerte. Sa vision a été prolongée au XIXe siècle par Pasteur et surtout par ses héritiers : tous se concentrent sur le rôle des agents pathogènes externes et réduisent ainsi la médecine contemporaine à la connaissance des maladies. Pourtant, à la même époque, Claude Bernard s'intéressait aussi aux ressources du milieu intérieur pour maintenir l'équilibre du corps. C'est cette vision que prolonge la salutogenèse apparue à la fin du XXe siècle autour d'Aaron Antonovsky.

« Salut ! » : cette façon familière d'entrer en relation ou de prendre congé de nos amis ou des membres de notre famille proche en dit beaucoup plus que l'on ne croit. Issu du terme latin *salve*, il consiste ni plus ni moins à souhaiter la bonne santé à ceux que l'on aime. Précieuse attention. En France, un savoir issu de la sagesse populaire affirme que l'on ne connaît le prix de la santé qu'une fois qu'on l'a perdue, voilà une bien triste perspective… Mais de quoi parle-t-on ?

Médecine et art de la santé, longtemps synonymes

Un rapide retour en arrière s'impose, parce que la santé n'a pas toujours été pensée de la même façon. De plus, pendant la plus grande partie de l'histoire de l'humanité, la médecine n'a pas été séparée de l'art de la santé. Jusqu'au XIXe siècle, la santé de l'être humain a surtout été pensée de façon holiste, avant d'être rabattue, à partir du XIXe siècle, sur une perspective essentiellement biologique qui a progressivement été appliquée à l'ensemble de la population au travers du développement de l'hygiène et des systèmes de soins.

Le paradigme holiste, présent dans presque toutes les régions du monde jusqu'à la révolution scientifique européenne du XVIIe siècle, considère que le corps conserve sa bonne santé si les parties et éléments qui le composent conservent leur équilibre entre eux et avec le monde extérieur – bien souvent jusqu'au cosmos. Dès qu'intervient un écart trop important entre ces deux réalités, la maladie survient : mais même dans ce cas, il ne s'agit pas de guérir la maladie, mais de soigner le malade.

Dans cette conception, ce que nous nommons l'art de la santé et la médecine n'est pas séparé des dimensions du sacré, sans que cela s'oppose à une certaine efficacité. Sans qu'il faille les assimiler de façon trop rapide, druides celtiques, chamanes asiatiques et américains, marabouts africains, rebouteux occidentaux ont toujours su utiliser les ressorts de l'efficacité symbolique pour agir sur l'âme et sur le corps. En 1949, Claude Lévi-Strauss, célèbre anthropologue, a par exemple analysé les symboles mis en jeu chez les Cuna (Panama) au cours de la cure chamanique qui permet de libérer une femme prête à accoucher, mais dont l'utérus refuse initialement de s'ouvrir.

Donc, lorsque l'on parle de santé, il faut toujours se souvenir que les techniques des divers praticiens ont toujours été plurielles. La science contemporaine a d'ailleurs souvent montré en quoi certaines d'entre elles sont tout à fait valables, qu'il s'agisse de l'usage de plantes ou de conseils de prophylaxie*.

Qui plus est, la notion de santé est variable. Certains peuples considèrent par exemple qu'une personne est en bonne santé lorsqu'elle est en bonne relation avec son entourage. La santé n'est donc pas toujours définie comme une absence de maladie. *A contrario* peut-on affirmer qu'un enfant atteint de la rougeole est en mauvaise santé… lorsqu'il est malade ?

La santé chez les anciens, Grecs et Romains

Nous ne savons rien des soigneurs préhistoriques, sinon qu'ils existaient, puisque de nombreux squelettes témoignent d'interventions délibérées. Les premières civilisations sur lesquelles nous possédons quelques lumières en la matière sont celles de Mésopotamie et d'Égypte, qui réfèrent la maladie à une cause surnaturelle, même s'ils prennent aussi en compte les facteurs que nous dirions « naturels ».

En Grèce ancienne, la santé est une déesse, Hygiéa, souvent considérée comme la fille d'Asclépios. Ce dernier est confié par son père au centaure Chiron, qui lui enseigne la médecine avec succès. Asclépios est même capable de ressusciter les morts, et sera foudroyé par Zeus en raison de son pouvoir. Le terme grec *hygiea*, traduit par *salus* en latin, ce qui donnera notre *santé*, signifie « l'état de celui qui est bien en vie ».

Pour le médecin grec Hippocrate (460 - 377 av. J.-C.), la santé résulte du bon mélange entre les quatre humeurs liquides du corps : sang, phlegme, bile et bile noire. En cas de dysharmonie entre celles-ci, ou lorsqu'une humeur se réfugie dans une partie du corps, la maladie survient. Les causes de ces déséquilibres peuvent être internes ou externes : climat, alimentation ou exercice inadapté. Le rôle du médecin est alors de seconder la nature, qui restaure la santé, puisqu'un corps sain sait se défendre contre la maladie. Le médecin hippocratique interroge longuement son patient et lui prescrit un régime approprié, ainsi qu'une gymnastique adaptée (exercices corporels et hygiène).

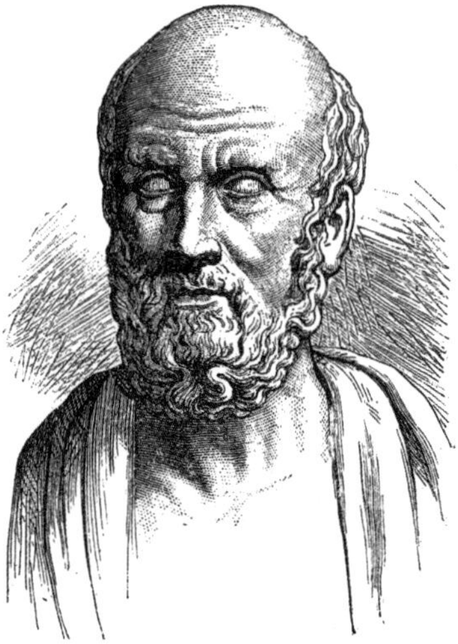

Hippocrate (460 - 377 av. J.-C.)

Près de six siècles plus tard, Claude Galien, médecin romain (131 - 201) juge que la santé est un état dans lequel nous ne souffrons pas et qui nous permet de vaquer à nos affaires. En médecine, il distingue l'hygiène de la thérapeutique. Les bonnes façons de se nourrir, de boire, d'éliminer les excréments, de prendre en compte l'influence du climat et des activités physiques font donc pour lui pleinement partie de la médecine.

Galien a notamment étudié la philosophie issue d'Aristote, qui met l'accent sur le rôle de chaque fonction et organe. Il y allie les données issues de l'expérience, ce qui lui permettra de développer la physiologie expérimentale. À la théorie des quatre humeurs, auxquelles correspondent les quatre éléments qui constituent le monde – eau, terre, air et feu –, il ajoute la notion de tempérament, issue du mélange singulier de ces humeurs chez chacun : il fonde ainsi la notion de terrain. Ceci étant, aux maladies issues des déséquilibres entre humeurs s'ajoutent alors celles qui touchent tel ou tel organe, et il propose des remèdes qui peuvent emprunter à la chirurgie ou à une pharmacologie expérimentée. Le tout vise pour lui à la santé, qu'il considère comme une forme de la beauté.

Les apports de l'Inde et de la Chine

L'Inde est sans doute la première grande civilisation qui ait créé un art de la santé. Quinze siècles avant le début de l'ère chrétienne, les textes des Védas considéraient déjà que les maladies résultaient de la transgression des règles qui régissent le monde : les dieux possédaient alors le pouvoir de punir cette transgression, mais aussi de les guérir.

À partir du VIe siècle av. J.-C., la médecine ayurvédique se développe en même temps que le bouddhisme : selon cette religion, il faut allier à la modération morale une rigoureuse hygiène corporelle qui concerne les vêtements, les dents, le nez, etc. L'alimentation doit être variée, la boisson la plus adaptée est l'eau, et l'activité sexuelle doit être modérée. Ces conseils de santé ayurvédiques seront connus des Perses comme des Arabes et des Chinois.

Le Yoga est l'une des doctrines issues de l'ayurveda. Cette discipline qui vise le lien avec la nature et avec l'esprit reprend les conseils de propreté des Védas et les enrichit de pratiques de nettoyage de l'ensemble du tube digestif. Elle promet une santé parfaite, fruit du travail des postures (*Hatha-Yoga*), ainsi que d'une alimentation et d'un comportement adaptés : cette santé parfaite est la condition du passage aux échelons spirituels les plus élevés. Les pratiques de santé liées au yoga sont exigeantes et efficaces : on retiendra notamment le travail approfondi sur le contrôle de la ...

...

respiration, qui permet notamment de réguler le rythme cardiaque et la température du corps, mais aussi le fait que la nourriture essentielle est pour le yoga celle qui possède un goût. Un yogi parfait doit donc mâcher la nourriture jusqu'à la disparition de leur saveur, ce qui montre que le travail de digestion des éléments les plus importants a commencé.

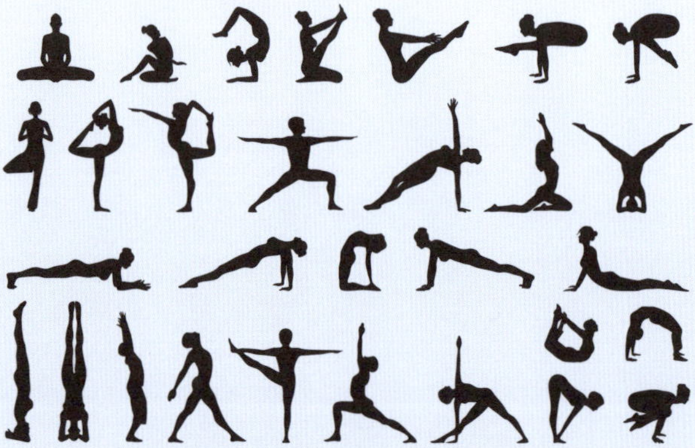

Les postures de base du Hatha Yoga,
dont la pratique est l'une des clés d'une santé parfaite selon l'approche ayurvédique.

Selon la doctrine ayurvédique, la santé dépend de l'équilibre entre cinq éléments : l'air, la terre, le feu, l'eau et le vide. Les comportements, notamment alimentaires, doivent refléter l'équilibre entre ces éléments. Cela n'empêche pas les Indiens de l'Antiquité et du Moyen Âge de développer une chirurgie efficace.
La médecine chinoise ancienne et médiévale a aussi apporté beaucoup à l'art de la santé. La pensée chinoise est structurée par des calculs de numérologie, en lien avec les cinq éléments (terre, eau, fer, bois et métal) : tous se compilent dans une relation entre le *yin* et le *yang*, aspects complémentaires de l'énergie vitale (le *chi*) actifs dans le corps en tant que partie de l'univers. Le fonctionnement du corps n'est pas référé à celui des organes, mais aux relations énergétiques entre ses parties. Ces parcours empruntent

...

des méridiens invisibles qui circulent à la surface de la peau et sur lesquels il est possible d'agir, en particulier grâce à l'acupuncture ou à l'usage de la chaleur.

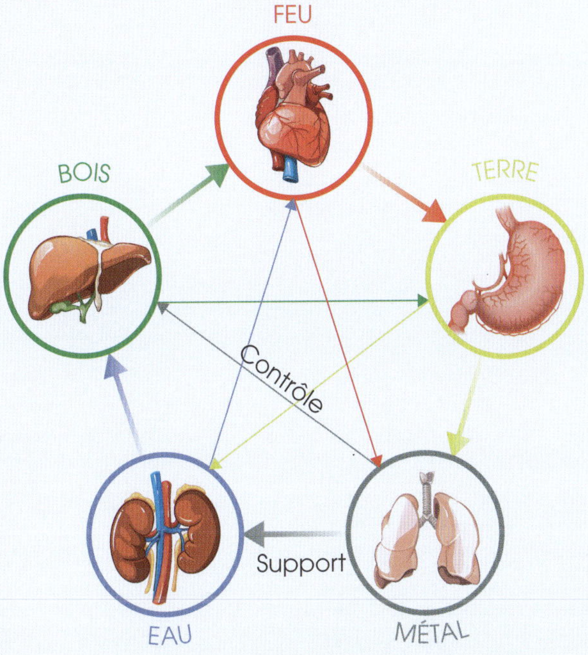

La théorie des cinq éléments dans la pensée chinoise

Comme dans l'Antiquité occidentale, c'est le déséquilibre dans les circulations propres au corps et dans ses relations avec l'environnement qui produit la maladie. Celui-là peut être provoqué par les mauvaises attitudes de l'individu et par ses relations sociales néfastes. Le médecin chinois prescrit surtout les bonnes habitudes adaptées au maintien de la santé : la nourriture doit être variée et les exercices physiques modérés, mais réguliers. La maîtrise de l'énergie vitale requiert ainsi la pratique des arts martiaux et d'une sexualité retenue. En cas de maladie, le médecin peut prescrire de nombreux remèdes issus des règnes minéral, végétal et animal, afin de rétablir l'équilibre entre le *yin* et le *yang*.

...
De plus, comme c'est aussi le cas en Inde, la médecine chinoise considère que la source de l'énergie vitale est située dans le ventre. C'est, avec l'attention portée au rôle de l'environnement, l'un des acquis importants de ce savoir : la science contemporaine confirme en effet le rôle essentiel du cerveau digestif pour le maintien de la santé, puisque l'intestin a pour rôle de nourrir et de protéger le corps.
Comme en Occident, ces médecines traditionnelles (qui n'excluent pas le recours au sorcier local) voisinent désormais avec les thérapeutiques issues de la science contemporaine. Il n'en reste pas moins que la médecine de la Chine a affirmé depuis très longtemps que le premier devoir du médecin consiste à maintenir la santé. Traditionnellement, le médecin chinois intervient en ce sens : il est rémunéré pour cette tâche, et n'a pas à l'être lorsqu'il faut soigner la personne tombée malade, ce qui signifie l'échec de son métier principal.

Santé et force au Moyen Âge

Durant ce que nous appelons l'Antiquité et le début du Moyen Âge, les civilisations de l'Inde et de la Chine ont développé des conceptions propres de la santé et de la médecine (voir encadré ci-dessus). Mais, s'il a bien existé à cette époque des échanges entre l'Asie et le monde arabe, le fond hippocratique et galénique, transmis et enrichi par les Arabes, forme l'ossature théorique de l'approche de la santé dans notre Moyen Âge occidental.

Si les moines transmettent le savoir gréco-latin, ils inventent aussi l'hôpital, qui est au départ essentiellement un lieu où recueillir pauvres et infirmes, qui sont des images du Christ. Ce qui n'empêche pas que les jardins de plantes médicinales soient très souvent présents dans les monastères, car soigner son prochain est un devoir chrétien.

En parallèle, le développement de la société féodale met en avant l'idéal militaire : aussi, santé, force et vigueur tendent à se confondre. Cet idéal de force s'allie à une bienséance qui veut que les parties du corps exposées à autrui soient exemptes de souillures. Dans les codes de l'amour courtois, l'amant et l'aimée sont purs et propres : leurs corps sont l'objet de grandes attentions.

À partir du XIe siècle, l'Occident vit une période très dynamique au cours de laquelle écoles et universités voient le jour. Certaines comprennent des facultés de médecine, qui se penchent de plus en plus sur les traités d'origine arabe. La médecine savante ne progresse guère, mais la chirurgie connaît des progrès notables.

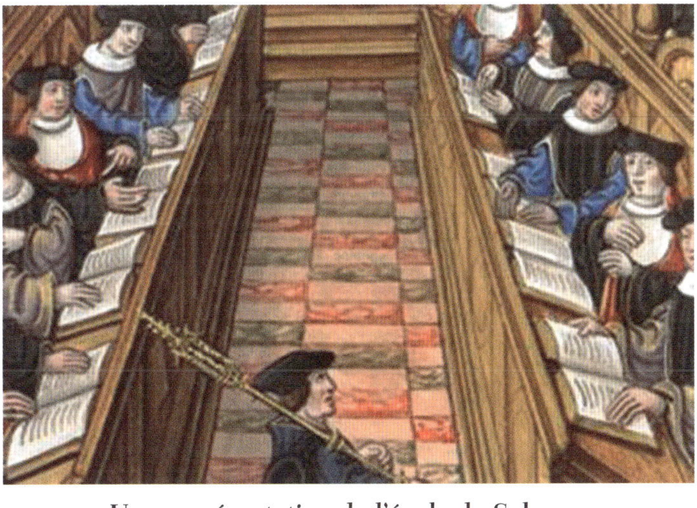

Une représentation de l'école de Salerne, première faculté de médecine occidentale

Dans le même temps, des ouvrages pratiques connaissent un grand succès, et, parmi eux, les recettes de santé destinées à tous. L'un des régimes de santé les plus connus est celui de la célèbre école de médecine de Salerne, qui préconise entre autres de boire peu de vin pur, de peu manger le soir, de faire de l'exercice après les repas et de se débarrasser des selles le plus vite possible pour « *se garantir de toute infirmité et vivre en parfaite santé* ».

Les contacts de plus en plus étroits avec l'Orient permettent un usage plus courant des épices, dont la consommation est jugée salubre. En revanche, hormis pour les hommes d'armes, l'accent n'est pas mis sur les activités physiques.

Les conceptions hippocratiques et galéniques sont restées vivaces dans les milieux les plus cultivés, l'homme y est considéré comme un microcosme, donc comme le reflet de l'Univers. C'est pourquoi la saison des jeunes est le printemps, celles des hommes mûrs, l'été, et ainsi de suite : il en découle certaines mesures prophylactiques pour éviter les risques liés à l'automne pour les vieillards…

Pour la même raison, l'influence des astres est jugée déterminante par tous. Mais le Moyen Âge sait aussi que la maladie peut provenir de l'extérieur du corps : à partir de 1348, les grandes pestes, qui ne disparaîtront qu'au XVIIIe siècle, font des ravages. Et c'est pourquoi l'usage des bains collectifs reculera progressivement au XVe siècle, alors que les léproseries mettront à l'écart les malades jugés impurs et contagieux.

De la Renaissance au XVIIIe siècle : vers la nature

La transition vers une nouvelle conception du corps humain et de la santé ne viendra qu'au XVIIe siècle, après s'être appuyée sur les découvertes de la science nouvelle, illustrée par le nouveau travail anatomique d'André Vésale (1514-1564) ou par la découverte de la circulation sanguine par Harvey (1578-1657).

En attendant, les textes des Anciens continuent à s'imposer. La théorie des humeurs connaît un regain de vigueur dans les classes éduquées. On ne parle plus de gymnastique au sens de Platon ou d'Aristote, mais l'éducation du gentilhomme comprend des exercices physiques jugés importants pour la santé – y compris morale – des jeunes gens.

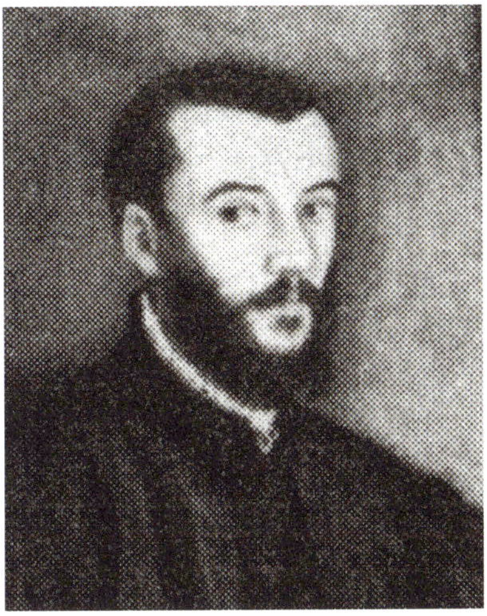

André Vésale
(1514 - 1564)

À la fin de la période dite « humaniste », Michel de Montaigne sait décrire son humeur selon les catégories d'Hippocrate, mais il loue surtout la santé, tant physique que morale :

« C'est une précieuse chose
que la santé, et la seule chose
qui mérite à la vérité qu'on y emploie,
non seulement la sueur,
la peine, les biens, mais encore la vie
à sa poursuite. […] La volupté,
la sagesse, la science et la vertu,
sans elle, se ternissent et s'évanouissent. »

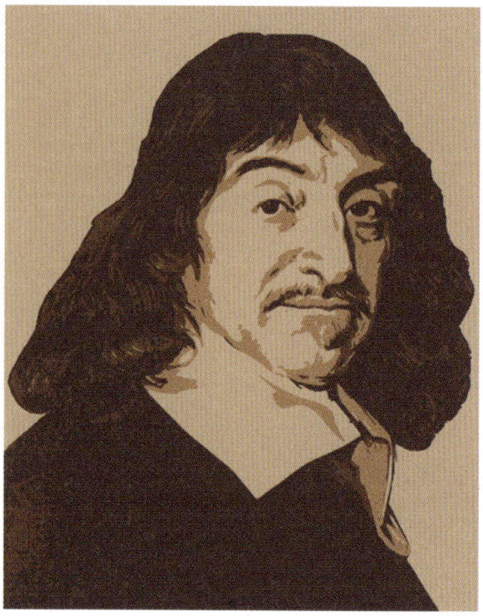

René Descartes
(1526 - 1650)

La grande rupture intervient à partir de René Descartes, qui pratiquait beaucoup la dissection. Descartes pense le corps sur le modèle mécanique de l'horloge. Fibres et tuyaux le parcourent en tous sens, et cette machinerie peut tout bonnement se dérégler. On s'intéresse alors de plus en plus aux solides, et l'équilibre qu'il s'agit à présent de maintenir s'inspire de la mécanique galiléenne, toujours en tenant compte de l'influence des éléments extérieurs sur le corps (climat, modes de vie), afin que les relations entre les organes restent pondérées : à défaut, l'équilibre est rompu et la maladie se déclare.

Si Descartes a pensé les conditions d'une médecine à fondement scientifique, la médecine des temps classiques ne brille cependant pas par son efficacité en cas de maladie. C'est pourquoi Molière, dans *Le malade imaginaire* (acte II, scène V), fait porter les jugements suivants à deux de ses personnages :

« Monsieur Diafoirus [médecin] :
[...] Ce qu'il y a de fâcheux auprès des grands,
c'est que, quand ils viennent à être malades,
ils veulent absolument que leurs médecins
les guérissent.

*Toinette : Cela est plaisant,
et ils sont bien impertinents
de vouloir que vous autres, Messieurs,
vous les guérissiez. Vous n'êtes point
auprès d'eux pour cela ;
vous n'y êtes que pour recevoir
vos pensions, et leur ordonner
des remèdes ; c'est à eux
de guérir s'ils le peuvent. »*

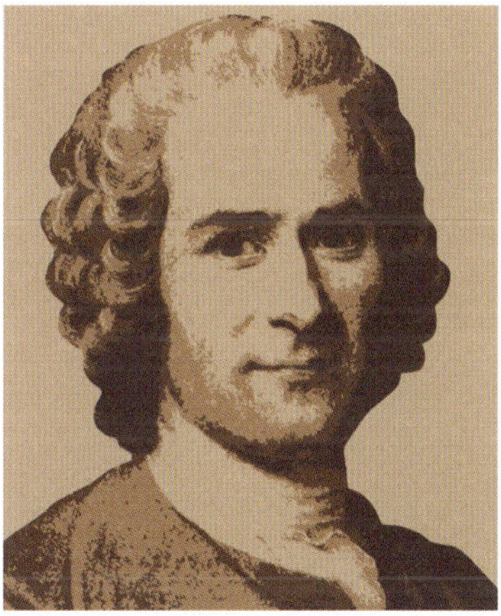

Jean-Jacques Rousseau
(1712 - 1778)

Durant tout le XVIIIe siècle, la grande solution sera de faire confiance à la nature, qui sait rétablir l'équilibre. Jean-Jacques Rousseau sera celui qui exprimera le mieux cette conviction. Il faut aguerrir les corps en prenant exemple sur les paysans et sur les sauvages. Cette fois, l'exercice physique n'est plus seulement recommandé chez les jeunes gens, mais aussi chez les enfants, futurs adultes encore proches de l'état de nature. C'est un élément nouveau.

De l'invention de l'hygiène à l'oubli du milieu intérieur

Le XIXe siècle sera celui de l'invention de la biologie scientifique. Alors que les villes s'industrialisent et s'accroissent rapidement, cette époque sera aussi celle du développement progressif de l'hygiène publique : ainsi, c'est autour de 1850 que l'on se met à enterrer massivement les égouts. Si le terme d'*hygiène* reprend l'étymologie grecque, l'esprit est différent : la population européenne est désormais presque entièrement prise en charge par les institutions de l'enseignement et de la médecine, voire de l'armée, qui transmettent les consignes de santé et qui mettent aussi les corps en action pour la promouvoir.

Grâce à la mise en place progressive des systèmes d'assurance publique, le droit à la santé est reconnu au travers de la prise en charge collective croissante de la maladie. Mais aussi à travers le calcul des régimes adaptés aux élèves et aux militaires par les chimistes : c'est l'invention de la calorie, promise à un bel avenir. Par ailleurs, les hygiénistes s'appuient sur les avancées de la science contemporaine pour penser à la fois les systèmes de médecine et de salubrité publique et l'aménagement des villes.

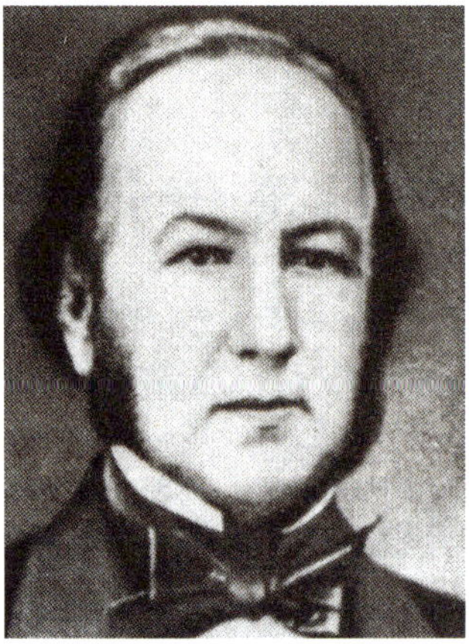

Claude Bernard (1813-1878)

Deux chercheurs célèbres incarnent ce mouvement. Claude Bernard (1813-1878) est sans doute le plus grand découvreur en physiologie du XIXe siècle. Il découvre notamment la fonction du suc pancréatique pour la digestion des lipides et le rôle du foie pour la libération du glucose à partir du glycogène. Sa plus grande découverte pour la théorie de la santé est l'invention de

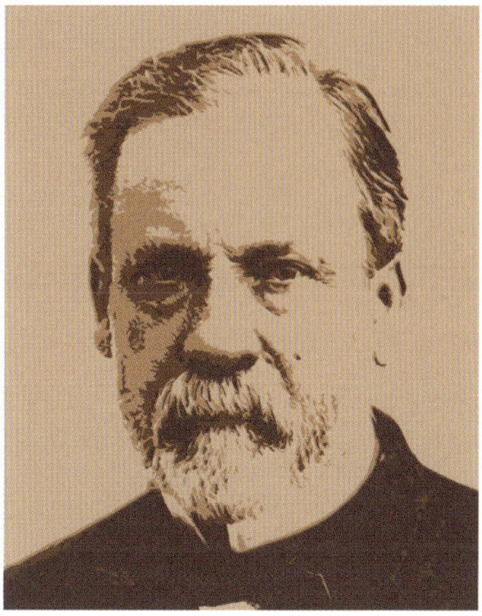

Louis Pasteur (1822-1895)

la notion de milieu intérieur, dit aussi *terrain* : c'est grâce aux régulations qui assurent la constance du terrain que les organismes complexes peuvent entretenir des relations à l'extérieur sans s'écarter des conditions de leur bon fonctionnement.

L'autre grand nom de la médecine et de la biologie de ce siècle est bien entendu Louis Pasteur (1822-1895), considéré comme le père de la médecine contemporaine.

Pasteur est un chimiste. Ses études sur la fermentation lui permettent de réfuter la théorie de la génération spontanée du vivant en montrant que des organismes microscopiques sont à l'œuvre dans ce phénomène.

Pasteur peut donc renforcer la théorie selon laquelle des êtres vivants externes microscopiques sont à l'origine de maladies. Ses travaux inspirent rapidement des pratiques nouvelles d'antisepsie, et seront finalement à l'origine, entre autres, de la pasteurisation du lait. En effet, si la maladie provient de l'extérieur, il faut éliminer le plus possible les « germes » : ce qui produira souvent une véritable phobie des microbes. Pasteur est aussi très connu pour ses travaux sur la vaccination, et au premier chef pour son vaccin contre la rage. Les héritiers de Pasteur retiendront essentiellement ce qui a occupé l'essentiel de son œuvre : l'étude des maladies, donc de la pathogenèse*.

En bref, Claude Bernard met l'accent sur les conditions qui permettent à l'organisme de bien fonctionner à travers la notion de *terrain*, alors de Pasteur incarne la découverte des sources pathogènes externes. Claude Bernard se demandait pourquoi certains organismes devenaient malades et pourquoi d'autres restaient en bonne santé alors que les germes sont partout. Pour lui, le corps devient malade lorsque l'équilibre interne est perturbé.

L'approche de Pasteur rencontrera pleinement celle des hygiénistes, et marquera l'imaginaire collectif de l'idée que la maladie provient de l'extérieur, et que le remède provient lui aussi de l'extérieur (vaccins et médicaments). Alors que les œuvres de Pasteur et de Bernard ne sont au fond pas contradictoires, les héritiers retiendront essentiellement ce dernier message et orienteront durablement la médecine contemporaine en fonction de la maladie.

Depuis le XXe siècle : entre maladie et aspiration au bien-être

Le XXe siècle confirmera que la santé est devenue un enjeu politique en inventant les différents dispositifs de santé publique. C'est l'époque de la prévention, tournée vers l'anticipation de la maladie, et qui met en jeu la notion de risque en fonction des comportements. L'instauration des régimes universels de Sécurité sociale ancre les systèmes de soins dans le paradigme pasteurien de la maladie.

Nous verrons qu'au fil du XXe siècle, la pratique médicale s'est orientée presque exclusivement à partir du modèle de l'homéostasie dégagé par Walter Bradford Cannon, qui a identifié les valeurs physiologiques considérées comme normales : si la tension artérielle est trop forte, par exemple, le médecin prescrit des médicaments afin qu'elle regagne la norme censée prémunir contre les pathologies. Cette approche standard s'est répandue à grande vitesse, et il faut aussi noter en parallèle l'essor de la notion de maladie mentale inventée à la fin du XIXe siècle. Si Sigmund Freud considérait qu'il existe des personnes dont le psychisme est sain et qui peuvent faire face aux difficultés que rencontre chacun d'entre nous durant sa vie, l'évolution de la psychiatrie américaine, notamment, considère le moindre désagrément lié à la vie sociale ou affective comme un désordre psychopathologique.

Cette évolution de la médecine et de la psychiatrie fait désormais de chacun de nous des malades en puissance, conception qui explose après la Deuxième Guerre mondiale. Dans son ouvrage *Némésis médicale*, Ivan Illich explique en 1975 que le système médical transforme les individus en patients dont les besoins thérapeutiques sont pour ainsi dire permanents, ce qui les déresponsabilise de leur relation personnelle à leur propre santé.

La révolution de la salutogenèse

C'est dans ce contexte que le sociologue de la médecine Aaron Antonovsky a fondé en 1979 la notion de salutogenèse. Le terme associe une racine latine, *salus* (la santé), et une racine grecque, *genesis* (l'engendrement), et désigne la démarche globale de création de la santé.

En conduisant une étude sur les troubles liés à la ménopause, Antonovsky s'est aperçu à la fin des années 1970 que les femmes qui avaient été confrontées à des stress répétés au cours de leur vie présentaient en général des problèmes plus importants que les autres. Pourtant, un groupe parmi ces premières, dont plusieurs avaient survécu à l'holocauste nazi, ne connaissaient pas plus de troubles que les femmes du groupe témoin.

Cette observation a conduit Antonovsky à s'interroger sur les ressources qui promeuvent la santé. Au lieu d'orienter les êtres humains vers leurs faiblesses, Antonovsky a ainsi mis l'accent sur leurs capacités et sur leur bien-être. Selon sa vision,

« Notre vie est un fleuve dangereux dans lequel nous nageons. Il ne s'agit pas d'empêcher les gens de nager dans ce fleuve, mais d'en identifier les zones dangereuses et d'améliorer les capacités des nageurs en vue d'augmenter leur sécurité. »

Antonovsky a pris acte du fait que Pasteur a convaincu la plupart des gens, mais il a refusé de se résigner au paradigme de la pathogenèse. Partant du principe que notre corps a la capacité de créer sa propre santé s'il se trouve dans un environnement externe et interne adéquat, sa démarche propose un projet positif et promeut la santé en s'appuyant pour cela sur la science occidentale contemporaine pour mettre en œuvre le point de vue de Claude Bernard.

Alors que la pathogenèse ne prend en compte que la dichotomie maladie/absence de maladie, Antonovsky considère qu'il existe un continuum de santé à travers lequel l'état des personnes évolue au fil de leur vie.

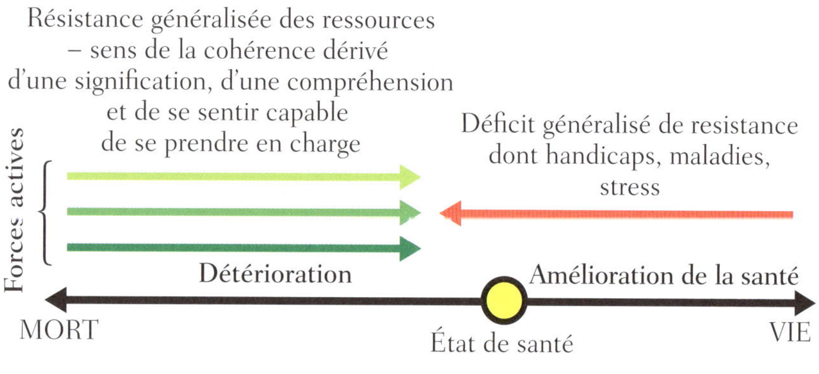

La salutogenèse

Pour Antonovsky, ce qui détermine le fait que les événements de la vie vont atteindre la santé de la personne est le fait qu'ils atteignent ou non son sentiment de cohérence, qu'il définit comme une orientation fondamentale qui reflète un ressenti confiant et dynamique. Ce sentiment de base garantit que les mondes interne et externe sont cohérents, significatifs et explicables, mais aussi qu'il existe en nous des ressources pour agir positivement, et qu'il est censé de s'engager dans ces réponses adaptées.

Antonovsky refuse donc le principe selon lequel l'état de santé serait simplement le fait d'être exempt de la maladie. Sa vision est cohérente avec la définition de la santé adoptée en 1946 par l'Organisation mondiale de la santé (OMS) :

« La santé est un état de complet bien-être physique, mental et social, et ne consiste pas seulement en une absence de maladie ou d'infirmité. »

La salutogenèse est ainsi un projet global qui permet de donner sens à notre vie en nous respectant et en entretenant une relation dynamique et positive avec notre environnement. Le mouvement de la salutogenèse a commencé dès 1979 et s'est poursuivi et amplifié après la mort soudaine d'Antonovsky, en 1994. Du point de vue conceptuel, il a encouragé la remise en cause de l'approche fondée uniquement sur les facteurs de risques. Le modèle de développement de la santé (*Health Development Model*) a par exemple été mis au point en 2006 tenant compte à la fois d'indicateurs pathogénétiques* et salutogénésiques et fonde les indicateurs de santé de la Communauté européenne (voir schéma ci-dessous).

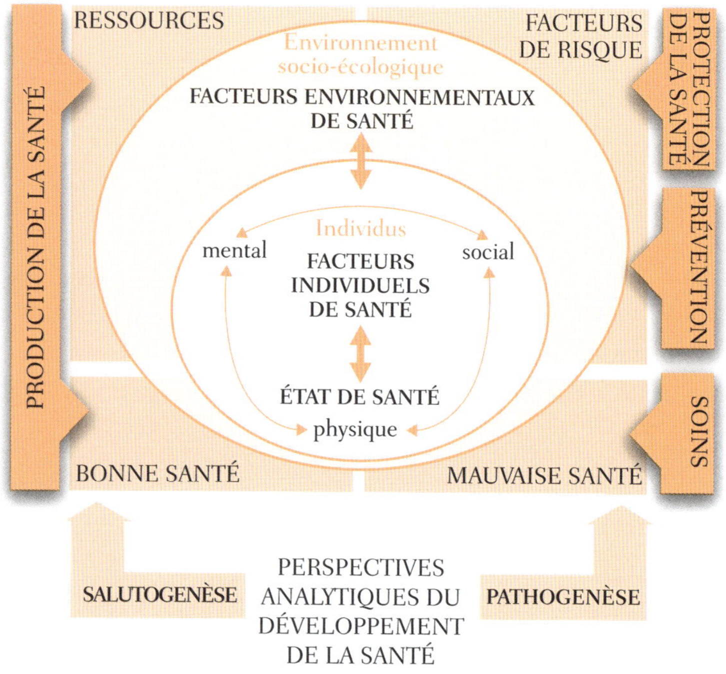

Diagramme des déterminants de l'état de santé du point de vue environnemental et individuel.
La salutogenèse met l'accent sur les ressources, tandis que la pathogenèse met en avant les risques[1].

Au sein du mouvement de la salutogenèse, de nombreuses recherches théoriques et empiriques ont été menées depuis les années 1990, par exemple sur le rôle des ressources de résistance généralisée, ceci à l'échelle individuelle, familiale, collective et écologique. Le mouvement

1. © Bengt Lindström, Monica Eriksson, Peter Wikström.

de la salutogenèse est actif au niveau international, et des études ont été conduites dans plus de 50 pays pour évaluer le rôle joué par le sentiment de cohérence en faveur de la santé. Les résultats obtenus laissent apparaître que les personnes qui expérimentent un lien fort avec eux-mêmes, avec leur groupe et avec leur environnement socioculturel disposent d'une ressource essentielle pour orienter leur vie de façon saine.

Bien que d'autres facteurs entrent en ligne de compte, le rôle positif du sentiment de cohérence a été montré dans la moindre occurrence de plusieurs maladies non transmissibles (maladies cardiovasculaires, diabète, cancer et troubles psychiatriques), et les recherches se poursuivent. C'est dans le cadre de la salutogenèse que s'inscrit la méthode clinique développée dans ce livre.

Santé, médecine et société

Cette brève histoire de la santé nous montre qu'il existe un certain nombre de points communs au regard porté sur la santé, quels que soient les époques et les lieux. Et les relations entre la santé et la maladie peuvent être lues en fonction de deux grands types de systèmes de pensée.

Dans le premier système, la maladie provient de l'extérieur : un esprit, un diable ou un microbe vient attaquer le corps et/ou l'âme de la personne, qui est donc perturbée. Le médecin, le gourou ou le chaman doit alors extirper le mal du patient, et c'est d'ailleurs la façon dont fonctionnent encore de nos jours les séances d'exorcisme de l'Église catholique. L'œuvre de Pasteur relève de cette grande catégorie.

Le second grand système de pensée est celui dans lequel la maladie provient d'un dérèglement de l'équilibre interne de la personne : déséquilibre entre le *yin* et le *yang*, prédominance d'une humeur, manque de fer ou excès de glycémie. Le soignant a alors pour rôle de rétablir cet équilibre en purgeant les excès (saignées), en en supprimant la cause (régimes) ou en rétablissant la circulation de l'énergie (acupuncture). Claude Bernard relève de cette approche, qui, dans de nombreux cas, peut aussi viser à modifier la relation de la personne avec l'extérieur.

En tout état de cause, jamais l'art de la santé n'est déconnecté de la culture de la société dans laquelle il prend place. La médecine est un enjeu très proche de la politique et est prise dans les rapports de forces propres à telle ou telle société à une époque donnée. Dans son ouvrage *Pasteur : guerre et paix des microbes* (La Découverte Poche, 2012), Bruno Latour montre de quelle façon l'œuvre de Pasteur s'est alliée au renforcement du rôle de l'État français *via* la mise en place d'un contrôle sanitaire beaucoup plus serré que celui qu'impliquait jusqu'alors l'hygiénisme : Pasteur a réussi à faire entrer dans la société un nouvel acteur, le microbe, que l'État et les médecins sont chargés, ensemble, de mettre en échec.

De la sorte, la médecine est toujours un reflet des valeurs collectives : à tel point que dans l'Occident contemporain dominé par la pensée économique, il est courant que les systèmes hospitaliers se réfèrent à la notion de « capital-santé » dans le discours qu'ils véhiculent. Et pour soutenir les conceptions morales de leur époque, les médecins vont parfois jusqu'à énoncer des énormités du point de vue biologique : dans les années 1970 encore, nombre d'entre eux interdisaient aux femmes de courir le marathon, parce qu'elles risquaient supposément de perdre leurs organes en courant longtemps.

Face à ces dérives, et alors que les coûts des systèmes de santé explosent, que l'hygiénisme poussé à son paroxysme a montré ses effets pervers, la naissance de la salutogenèse est une chance pour le monde du XXIe siècle, dans les pays riches comme dans les pays pauvres. En effet, elle apporte les moyens de se prendre en main à moindre coût et repose sur l'engagement de chacun. Ce faisant, elle renoue avec une tradition que la médecine n'aurait jamais dû abandonner : s'appuyer avant tout sur les leviers qui produisent la santé, jour après jour. C'est ce que vous allez découvrir au fil des chapitres suivants.

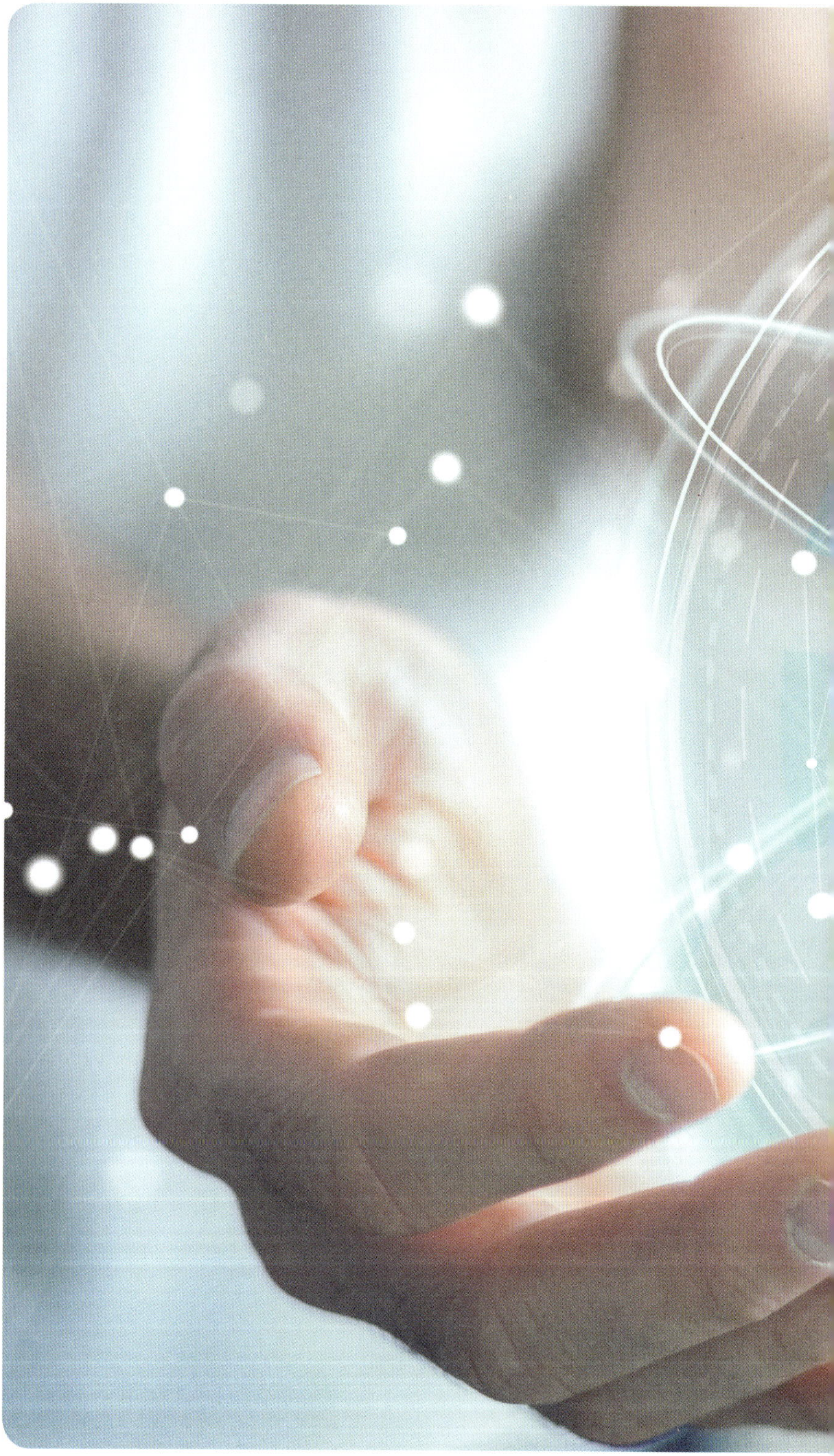

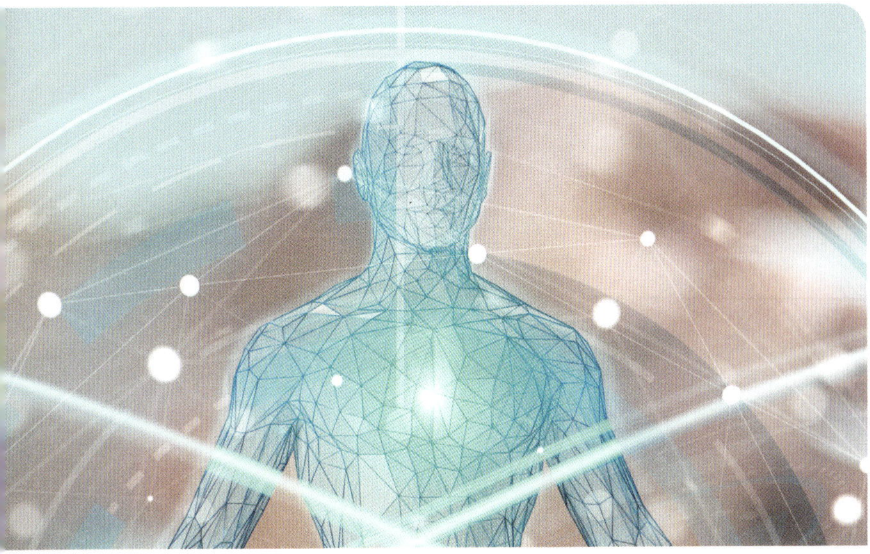

2. De l'homéostasie à l'allostasie

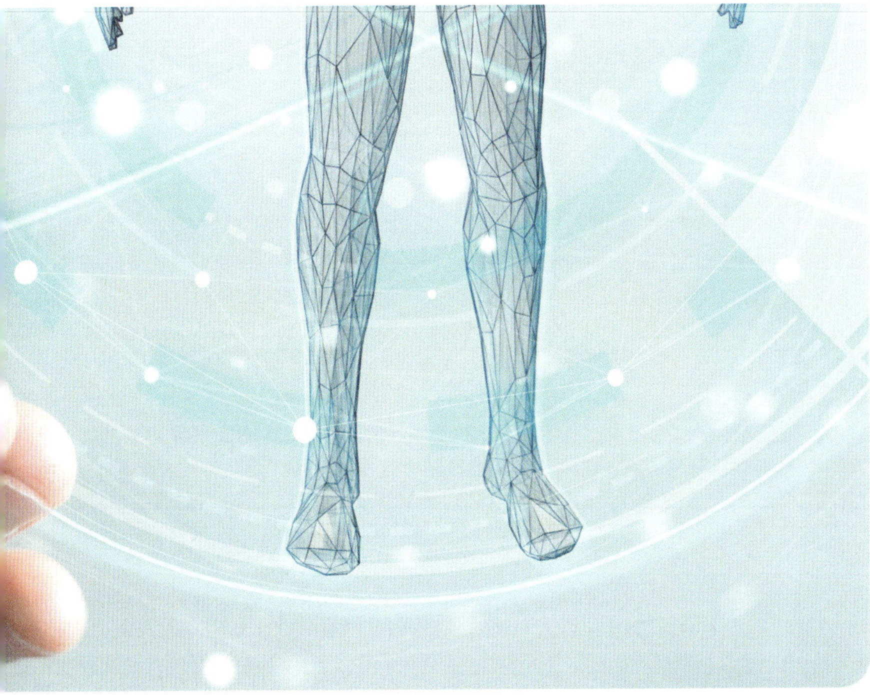

La médecine allopathique contemporaine est avant tout fondée sur les principes de l'homéostasie formalisée par Cannon à partir de 1932 à la suite des travaux de Claude Bernard. Le maintien des équilibres du corps est recherché à travers le contrôle d'un certain nombre de valeurs (pression artérielle, glycémie, température, etc.) : si une ou plusieurs d'entre elles s'écartent de la norme, le médecin prescrit des médicaments pour les y ramener. À la fin du XXe siècle, l'apparition du concept de charge allostatique permet d'évoquer les facteurs environnementaux et comportementaux néfastes qui s'imposent aux personnes. La clinique de la salutogenèse vise à faire diminuer ce poids au travers d'un principe simple : remettre le corps dans les conditions qui prévaudraient dans un environnement idéal.

Les progrès réalisés par la recherche en physiologie* depuis le XIXe siècle ont été prodigieux, et nous renseignent sur les mécanismes sur lesquels s'appuie notre corps pour maintenir son fonctionnement de la façon la plus optimale possible. Pour ce faire, toute une série de régulations lui permet de maintenir et de rétablir de façon efficace les grands équilibres de son milieu intérieur, y compris grâce à des comportements adaptés. En parallèle, son système immunitaire le protège contre les intrusions des organismes vivants extérieurs susceptibles de détériorer son fonctionnement, voire de le mener à la mort.

Nous avons vu que Claude Bernard est à l'origine du concept de milieu intérieur et que Pasteur incarne la position selon laquelle la santé suppose la protection vis-à-vis des microbes. Mais nous verrons que la question est en fait plus complexe : en fait, la qualité de l'homéostasie dépend de la relation avec le milieu extérieur, mais en premier lieu… avec les microbes que notre corps héberge. Nous verrons aussi que les évolutions très récentes de l'environnement, liées aux grandes révolutions industrielles, ont bouleversé le milieu dans lequel évoluent nos organismes, ce qui a considérablement affecté notre vie biologique.

Les limites de la médecine allopathique

Depuis le milieu du XXe siècle, la médecine conventionnelle s'appuie sur l'élaboration théorique et clinique du concept d'homéostasie établi par le physiologiste américain Walter Bradford Cannon. Selon lui,

« [L]es êtres vivants supérieurs constituent un système ouvert présentant de nombreuses relations avec l'environnement. Les modifications de l'environnement déclenchent des réactions dans le système ou l'affectent directement, aboutissant à des perturbations internes du système. De telles perturbations sont normalement maintenues dans des limites étroites parce que des ajustements automatiques, à l'intérieur du système, entrent en action

…

...
et que de cette façon sont évitées des oscillations amples, les conditions internes étant maintenues à peu près constantes. »
(The Wisdom of the Body, *1932*)

Dès lors, la santé et la protection contre la maladie sont conçues comme le maintien d'un certain nombre de valeurs biologiques dans leurs ordres de grandeurs jugés normaux. Les sources de perturbations internes (carences ou excès, notamment) et externes (dangers objectifs, malnutrition, etc.) pouvant entraîner ces écarts anormaux sont qualifiés par Cannon de stress*, terme dont il initie l'usage médical.

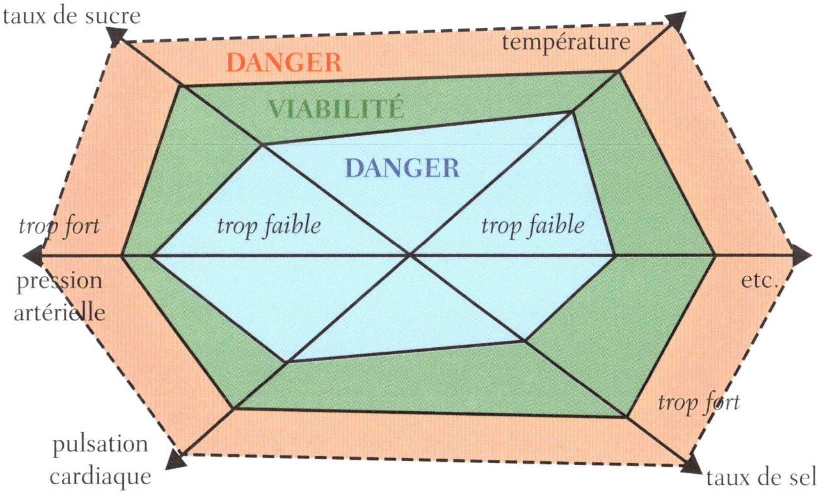

Visualisation de la notion d'homéostasie selon Cannon.
Pour chaque valeur physiologique (rythme cardiaque, taux de sel, etc.), il existe des bornes inférieures et supérieures entre lesquelles l'organisme fonctionne de façon viable.

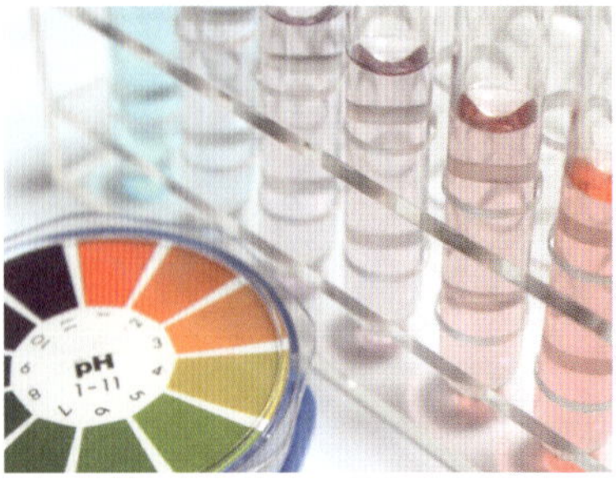

L'approche de Cannon a légitimé l'approfondissement de l'analyse des mécanismes internes de régulation de l'homéostasie. Elle peut être appliquée à toutes les variables biochimiques globales du corps humain (concentration en sel ou en cholestérol, pH, rythme cardiaque, etc.). C'est en particulier le cas pour la pression artérielle, la température et la glycémie, très régulièrement contrôlées par le généraliste. Dans tous les cas, les systèmes de régulation mettent en jeu un contrôle de la valeur-clé par le système nerveux ou directement par le système hormonal, ceci grâce des récepteurs spécifiques. La régulation est ensuite effectuée soit directement par le système nerveux (ce qui est le cas pour la tension artérielle), soit par le système hormonal, soit par l'association entre ces deux systèmes. Ces mécanismes physiologiques sont souvent complétés par des réponses comportementales : l'hypoglycémie implique la faim, donc le fait de s'alimenter.

Ces recherches en physiologie ont permis de mieux connaître le fonctionnement du corps humain, mais ont aussi débouché sur la pratique médicale allopathique. L'établissement des valeurs normales permet de simplifier les contrôles, donc le diagnostic. L'état pathologique du patient est caractérisé par un écart anormal aux valeurs centrales et par son évolution : la médication et les conseils sur les modes de vie visent alors à rétablir la norme. Ainsi, une personne est jugée atteinte de diabète de type 2 si son taux de glycémie à jeun excède la norme (entre 3,5 à 5,5 mmol/l*). En France, le traitement médicamenteux est préconisé au-delà d'une concentration de 7,0 mmol/l, sachant que les seuils pris en compte varient selon les pays.

Dans tous les cas, le traitement essentiellement médicamenteux a pour but de ramener les indicateurs dans la norme. La logique est la même en cas d'hypertension ou lorsque le taux de cholestérol est trop élevé. Les valeurs relevées sont alors traitées comme des indicateurs de maladie ou de non-maladie.

Ces protocoles ont l'avantage de s'appuyer sur des mesures fiables et de rendre possible les comparaisons entre individus, et ainsi d'être applicables à tous, mais les problèmes qu'ils posent sont multiples : en pratique, les valeurs normales diffèrent selon les individus, sans compter le fait que plusieurs indicateurs peuvent souvent être retenus pour une même symptomatologie. De plus, ils reviennent à traiter l'indicateur et non pas la maladie, qui est souvent plus complexe que les seuls mécanismes qui ont conduit à l'écart vis-à-vis de la normale : le traitement de la maladie est alors identifié à celui de l'indicateur, et non de ses causes.

Ainsi, dans le cas du diabète de type 2, la pathologie est causée initialement par la hausse de la résistance à l'insuline, et non par la baisse ou la disparition de la production de cette hormone (diabète de type 1) : le traitement ne s'adresse pas à la cause de la maladie, mais uniquement à ses symptômes.

Et, de façon plus générale,
cette approche médicale allopathique
se fonde sur l'étude des mécanismes
de la maladie, et non de la santé.

L'apparition du concept d'allostasie

Pourtant, la science contemporaine dispose depuis les années 1990 d'une approche qui permet d'aller au-delà de cette logique couramment appliquée par les généralistes et les spécialistes. En effet, l'approche du milieu intérieur par Claude Bernard et les prolongements apportés par Cannon au titre du concept d'homéostasie ne s'intéressent pas à la relation du sujet à son environnement, alors que le corps est un système ouvert qui ne peut vivre que grâce aux échanges permanents avec celui-ci.

Alors que le stress est défini par Cannon comme l'écart d'une ou de plusieurs valeurs physiologiques de « la normale », Bruce Sherman McEwen et Eliot Stellar s'intéressent, au travers de la notion de charge allostatique, aux facteurs environnementaux qui provoquent ces écarts. Ces deux chercheurs ont défini, en 1993, l'allostasie comme la capacité de l'organisme à maintenir sa stabilité dans le cadre des changements qui affectent son environnement : elle est ainsi la condition de l'homéostasie, qui concerne quant à elle les équilibres internes du corps.

McEwen et Stellar considèrent notamment que le cerveau a pour rôle fondamental de préparer les réponses adaptées aux situations qui causent ces écarts, à commencer par les menaces présentes dans l'environnement, qu'elles soient actuelles ou anticipées. Dans les deux cas, la charge allostatique est accrue par l'incertitude et met en œuvre les mécanismes physiologiques du stress. Dans le monde contemporain, cette incertitude est de plus en plus présente, et il en résulte le fait que :

« Les réponses neuro-endocriniennes, cardiovasculaires, neuro-énergétiques et émotionnelles sont activées de façon permanente, de sorte que les turbulences du flux sanguin dans les artères coronaires et cérébrales, l'hypertension artérielle, l'athérogenèse, le dysfonctionnement cognitif et l'humeur dépressive accélèrent la progression des maladies. »*

Les effets de cette charge influent directement sur le fonctionnement de l'organisme, et donc, à terme, sur sa santé. En effet, l'importance de la charge allostatique peut être mesurée à travers un vaste panel d'indicateurs concernant de multiples organes et tissus, reflétant le fonctionnement des systèmes neuroendocriniens, cardiovasculaires, immunitaires, ainsi que le métabolisme*.

L'action des hormones du stress est bien connue : nous verrons plus loin qu'elle vise à mettre l'organisme en situation de combattre ou de fuir – bref, d'agir – lorsque les caractéristiques de l'environnement externe le mettent potentiellement en danger. Les hormones du stress ont pour but de fournir très rapidement l'énergie nécessaire pour déguerpir face à un ours ou pour lutter contre un congénère hostile, mais ces nécessités sont normalement de courte durée. En lien avec d'autres phénomènes physiologiques, les hormones du stress – le cortisol, l'adrénaline, la vasopressine, l'ocytocine et l'hormone corticotrope – permettent à court terme de nous adapter et de nous protéger, mais leur production excédentaire et répétée peut rapidement affecter l'organisme : hypertension, troubles cardiovasculaires et affaiblissement du système immunitaire.

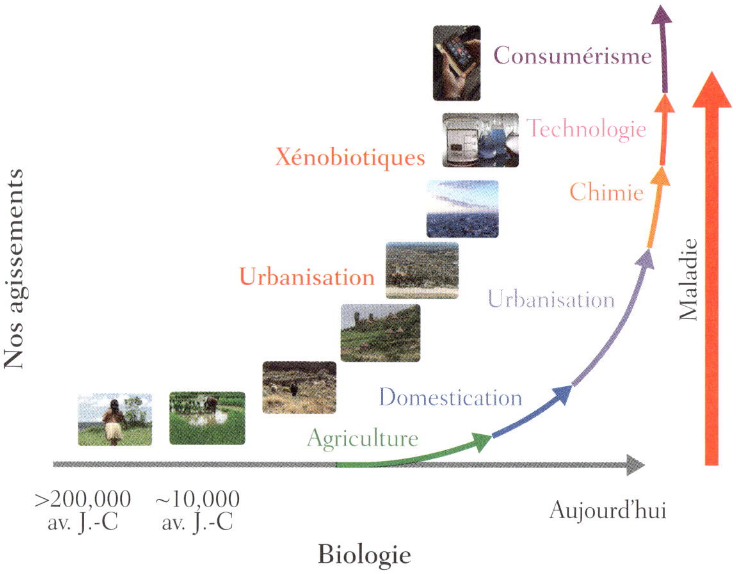

Source : Larry Weiss MD. AOBIOME Therapeutics

Évolution de l'environnement humain à long terme.
Depuis l'invention de l'agriculture, les conditions de vie se sont considérablement modifiées. Durant les cent dernières années, l'augmentation de la consommation, la sédentarisation croissante et la multiplication des produits toxiques ont fait peser des risques croissants sur la santé.

Bien que les phénomènes physiologiques à l'œuvre soient bien connus depuis longtemps, la médecine allopathique ne s'est guère intéressée à l'approche allostatique, sinon dans le cadre de la mesure des facteurs de risques analysés par les approches épidémiologiques. À cet égard, leurs résultats sont désormais incontestables : l'OMS juge que le stress défini de la sorte est l'un des principaux risques psycho-sociaux, et qu'il joue un rôle majeur dans la généralisation d'un certain nombre de maladies chroniques : pathologies cardiovasculaires, troubles musculosquelettiques, diabète et dépression.

Homéostasie physiologique
Régulation d'un paramètre à la fois

L'état allostatique est le cumul de tous les stress

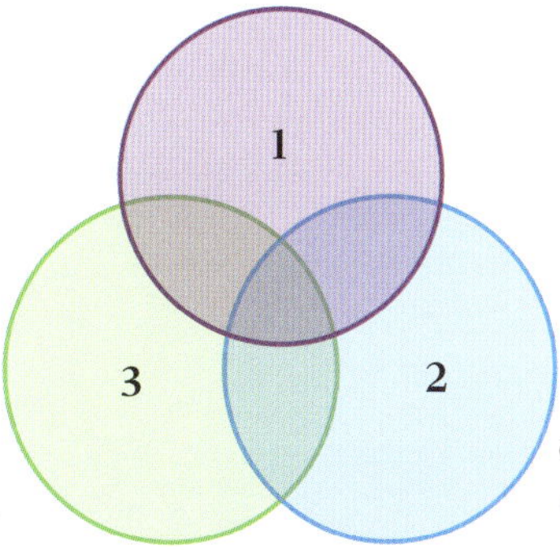

L'allostasie est *l'équilibre dynamique* entre tous les paramètres du corps l'activation du système de peur biologique

Le SNC est
le système intégré pour la coordination
des défis stressants de l'organisme en fonction
de la durée du stress

L'état de santé peut être défini comme celui dans lequel l'homéostasie de l'organisme est assurée dans le cadre d'une bonne relation à son environnement, c'est-à-dire lorsque la charge allostatique et le stress restent favorables aux équilibres internes.

Il n'y a pas lieu ici de contester cette approche conçue au départ par des psychologues, mais au contraire, de l'étendre et de l'appliquer de façon individuelle. Tout d'abord, les facteurs de stress d'origine environnementale n'agissent pas de la même façon selon les individus, et le premier risque d'une approche trop restreinte de la charge allostatique et de ses effets est de déboucher sur de nouveaux protocoles généraux, qui peuvent aller jusqu'à la prescription de médicaments psychotropes.

Par ailleurs et surtout, il n'y a pas lieu de cantonner la notion de stress allostatique aux perturbations de l'environnement qui affectent le fonctionnement du système nerveux autonome et des systèmes qui en dépendent. Prise au sens large, la charge allostatique dérégule également les relations de notre corps avec son environnement sous tous ses aspects et affecte son métabolisme par d'autres voies que les seuls mécanismes classiques du stress.

La charge allostatique liée au mode de vie contemporain est en effet extrêmement lourde, non seulement en raison des exigences nouvelles et toujours plus rapides de la vie professionnelle, mais aussi parce que les caractéristiques physico-chimiques de notre environnement ont été bouleversées depuis une centaine d'années.

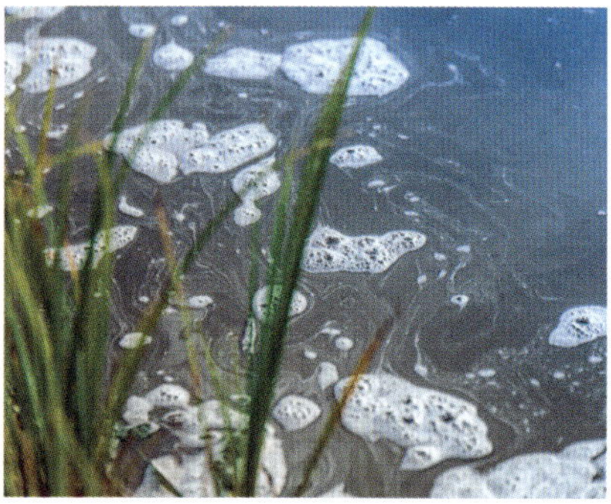

Nous pouvons évoquer l'alimentation industrielle qui est devenue très déséquilibrée et pauvre en nutriments essentiels. L'environnement quotidien est, de façon générale, devenu toxique en raison du développement de l'industrie de synthèse, qui produit souvent de façon volontaire des substances nocives pour les organismes vivants, à commencer par les produits insecticides, herbicides et fongicides que l'on retrouve partout, y compris dans l'eau du robinet. Les métaux lourds sont aussi très présents. Et les réflexes conséquents de l'obsession pour l'hygiène mal comprise chassent de nos maisons des micro-organismes avec lesquels nous vivons depuis des centaines de milliers d'années, ceci en raison de l'utilisation de détergents trop puissants et eux-mêmes dangereux.

De plus, l'activité physique de la plupart des habitants des pays industrialisés s'est beaucoup réduite, y compris chez les enfants, à des âges essentiels pour leur développement biologique : leur capacité cardiovasculaire a baissé de 5 % tous les dix ans depuis les années 1970 ! En parallèle, nous sommes tous soumis, notamment en ville, à une charge dont nous ne nous rendons pas compte, mais qui pèse sur le système nerveux et sur les mécanismes du stress *stricto sensu* : excitation par les écrans, bruit, rupture du rythme jour/nuit des activités... Les situations de travail aggravent le phénomène en associant de plus en plus souvent l'immobilité et ces autres facteurs aggravants. Il en résulte une baisse de la qualité de notre sommeil, alors que c'est normalement la période durant laquelle le corps se répare.

Or, depuis la fin du XIXe siècle, le corps humain, lui, n'a pas changé, et son bon fonctionnement requiert toujours un environnement, une alimentation et des activités physiques adaptés, ce que la civilisation contemporaine empêche pour un nombre croissant d'entre nous : en parallèle du stress classique, une charge allostatique environnementale et comportementale de plus en plus lourde pèse sur nos organismes.

Cette perturbation globale se résume en quelques facteurs dont nous montrerons le rôle fondamentalement délétère : détérioration de la flore intestinale et des autres flores bactériennes associées au corps humain, rupture de l'équilibre acido-basique, déséquilibre sodium/potassium, stress oxydatif, agressions liées aux substances xénobiotiques*, absence de stimulation correcte des systèmes neurovégétatif et immunitaire inné.

Ces facteurs majeurs expliquent l'essentiel du développement de plus en plus rapide de ce qu'il faut bien nommer les « maladies de civilisation » souvent dites, à raison, non contagieuses. Aucune d'entre elles n'est fondamentalement causée par l'action d'agents vivants extérieurs tels que bactéries ou virus : cancers, troubles cardiovasculaires, diabète de type 2, troubles chroniques de l'humeur, maladies respiratoires chroniques, maladies neurodégénératives, autisme infantile...

Le nombre de ces maladies augmente très rapidement, à tel point que l'OMS considère que l'on assiste en quelque sorte à une épidémie à l'échelle mondiale : d'après l'organisme international, près de 70 % des décès dans le monde relevaient de ces causes en 2015. Ce chiffre dépasse celui des morts liées à des maladies infectieuses dans la grande majorité des pays, et il est prévu qu'il continue à augmenter dans les décennies à venir, y compris dans les pays en développement. Or, toutes ces pathologies proviennent par définition des comportements, des modes de vie, de l'environnement et de l'alimentation. Ces « épidémies » nouvelles sont enfin favorisées par la sédentarité, donc par le manque d'exercice.

D'une certaine façon, ces maladies de la civilisation contemporaine ne devraient pas exister : elles seraient très rares si l'action des soignants et les systèmes de soin étaient orientés non pas en fonction de la maladie, mais en fonction de l'essor de la santé. C'est là le cœur de mon approche et de la méthode que j'applique. Dans les pages qui suivent, nous examinerons donc la façon dont le corps fabrique sa santé, pour en déduire les moyens de réduire la charge allostatique globale à laquelle nous sommes confrontés au quotidien : c'est le principe clinique de la salutogenèse.

L'expérience montre que les moyens
de fabriquer notre santé existent,
qu'ils sont à notre portée,
et qu'ils sont bien souvent plus simples
que l'on pourrait l'imaginer.

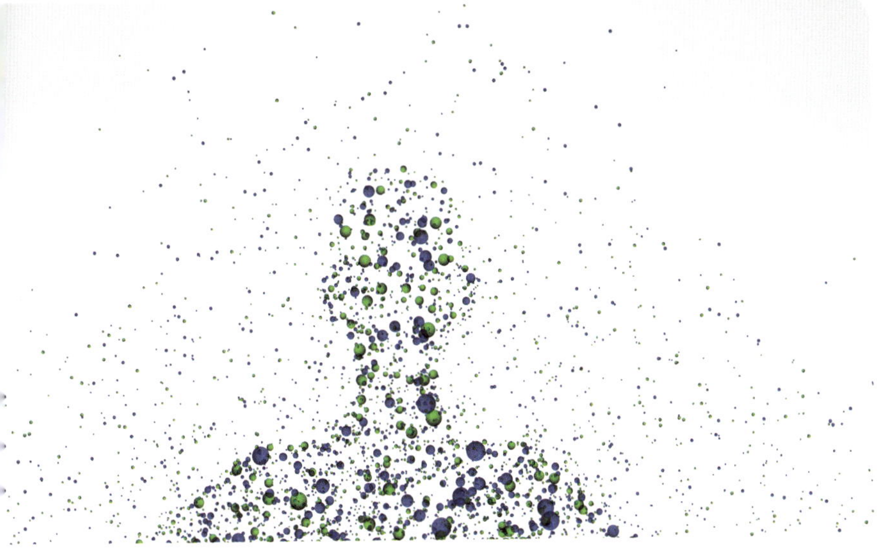

3. Comment notre corps fabrique sa santé

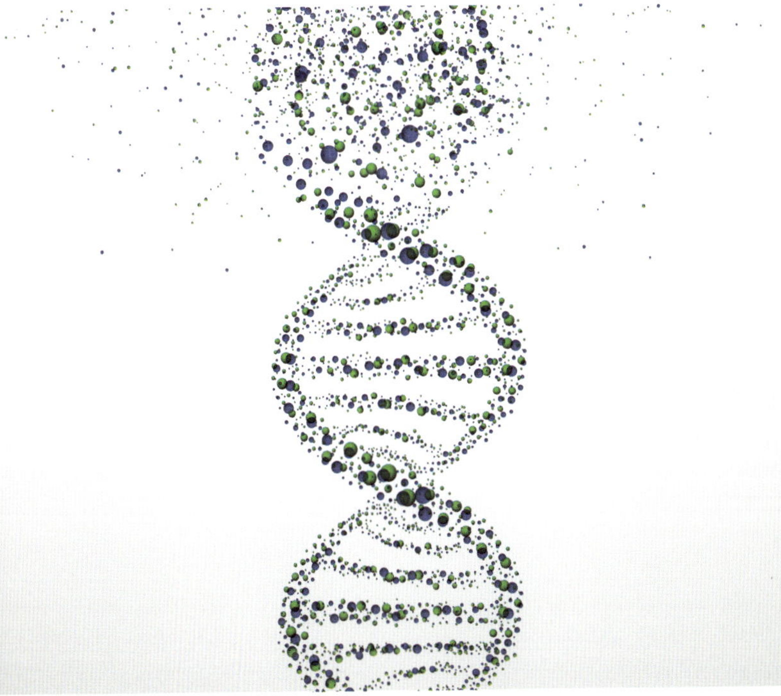

Les méthodes employées par notre corps pour fabriquer continuellement son état de santé sont de mieux en mieux connues. Cette santé dépend avant tout de la bonne relation entre nos deux cerveaux principaux : le cerveau reptilien et le cerveau digestif. Le premier héberge le système nerveux autonome, qui gère les grands équilibres de notre corps, mais il ne travaille pas seul. Il travaille avec le cerveau digestif, qui assure une grande partie de notre alimentation et qui fait face à la plupart des attaques provenant de notre environnement. En lien étroit avec nos bactéries, notre système digestif est en effet le principal siège de notre système immunitaire inné, qui est le système immunitaire de la santé. Nous allons ainsi expliquer ici les conditions du bon fonctionnement de notre métabolisme.

Comme l'expliquent les principes de l'homéostasie, le corps humain ne peut survivre et vivre qu'en entretenant des interactions incessantes avec son milieu : comme les écosystèmes, c'est un système ouvert dont la qualité du fonctionnement dépend totalement de celle de ces relations avec l'extérieur. Il en va de la régulation de ses équilibres physiologiques internes – ce que l'on sait depuis longtemps –, mais aussi de l'efficacité du système immunitaire qui le protège contre les agents pathogènes externes. La régulation de l'homéostasie et du système immunitaire dépend aussi de la qualité du fonctionnement du système nerveux autonome, en lien étroit avec les interfaces qui le relient au monde extérieur et qui lui permettent de répondre aux pressions allostatiques.

Le système digestif, notre deuxième cerveau

Nous avons souvent tendance à penser que nos relations avec notre environnement sont commandées par notre cerveau, par ses régions les plus évoluées. En réalité, notre corps est avant tout ouvert sur le monde qui l'entoure par des surfaces de contact qui sont autant de barrières.

Si l'on s'intéresse à ces surfaces de contact par ordre d'importance, la première est constituée par le tube digestif, et de loin. S'il était déplié, notre tube digestif couvrirait environ 300 m^2 depuis la bouche jusqu'à l'anus, contre 30 m^2 pour les poumons, 3 m^2 pour la peau et quelques décimètres carrés, chez les femmes, pour le vagin. Or toutes ces surfaces de contact hébergent une flore bactérienne qui leur est propre, et sans laquelle notre peau, notre intestin et nos poumons ne pourraient fonctionner.

Le système digestif comprend le tube digestif proprement dit, mais sollicite tous les organes de l'abdomen. La digestion commence dans la bouche, qui possède sa propre flore. Les aliments y sont mastiqués et mélangés avec la salive, qui commence à les digérer. Le bol alimentaire transite ensuite jusqu'à l'estomac à travers l'œsophage.

Dans l'estomac, le bol alimentaire est plongé dans un bain très acide* (pH de 1 à 3), qui rompt une partie des molécules des aliments avec l'aide de la flore stomacale : celle-ci comprend surtout les genres de bactérie suivants : *Candida albicans*, *Helicobacter pilori* et *Lactobacillus*. La musculature de l'estomac brasse le mélange, et sa muqueuse permet au corps d'assimiler un certain nombre de minéraux.

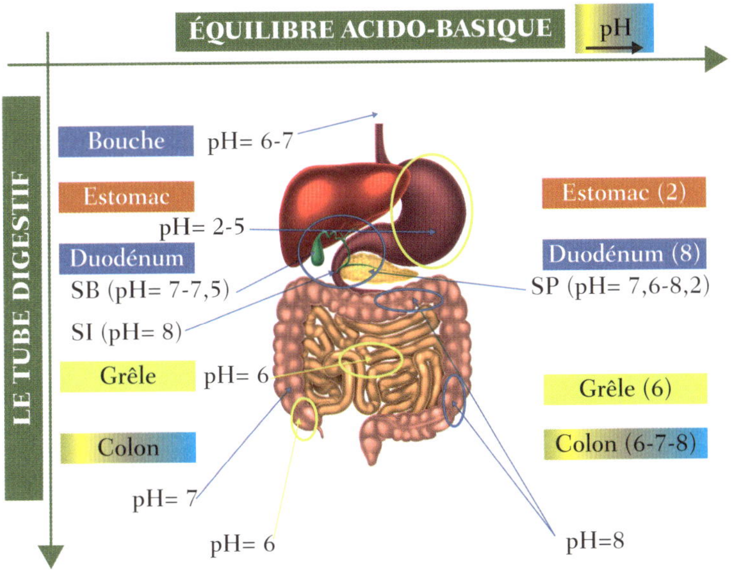

Représentation du tube digestif humain.
Le statut acido-basique du milieu évolue au fil de la digestion. Le contenu de l'estomac est particulièrement acide. La fin de la digestion, dans la dernière partie du côlon, a lieu dans un milieu légèrement basique.

Le foie et le pancréas jouent aussi un rôle crucial dans la digestion, puisqu'ils produisent des substances digestives déversées dans le petit intestin. Les sucs pancréatiques contiennent des enzymes* multiples qui prennent part à la digestion du chyme* par l'intestin : elles permettent de décomposer les glucides, les protéines et les lipides (voir chapitre 5).

Le foie est un organe vital qui remplit de nombreuses fonctions. Il fabrique le glycogène et en stocke la plus grande partie : cette molécule peut être transformée rapidement en glucose et joue un rôle énergétique très important. Il joue aussi un rôle essentiel de détoxification et est ainsi l'un des principaux émonctoires* de notre corps. En ce qui concerne la digestion, il produit notamment la bile, liquide alcalin* qui facilite la digestion en permettant d'émulsifier les lipides et de transformer les lipides complexes en des molécules plus courtes.

Le bol alimentaire est donc transformé par l'estomac en un mélange partiellement digéré appelé chyme, qui part dans l'intestin grêle. Le pH interne de cet intestin est de 6 environ, et le chyme est donc légèrement acide : l'essentiel de la digestion a y lieu à l'aide des bactéries dont les genres principaux sont *Bacteroides*, *Candica albicans*, *Lactobacillus*, *Streptococcus*, *Clostridium*, *Enterococcus* ou encore *Veillonnella*. Le rôle de cet organe est ainsi de poursuivre la décomposition du chyme et de faire passer les nutriments dans le sang à travers sa paroi. La surface de l'intestin est démultipliée par de très nombreux plis dont la plus petite division est constituée par les microvillosités. La musculature de l'intestin et les mouvements des villosités s'emploient à faire avancer le chyme, dont la plus grande partie passera dans le sang à travers les cellules des villosités.

VILLOSITÉS INTESTINALES

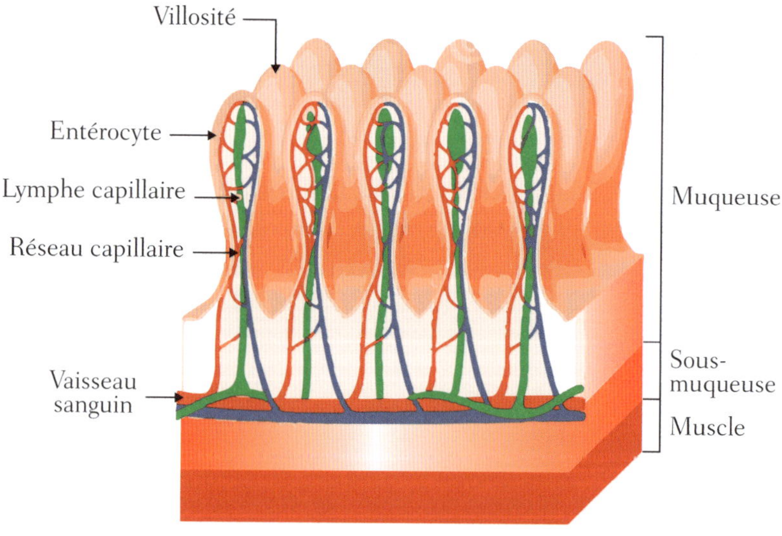

Schéma de la coupe de la paroi intestinale.

Celle-ci compte de nombreux replis nommés villosités, qui démultiplient la surface de contact entre le corps et le contenu de l'intestin afin de permettre le passage des nutriments dans le sang.

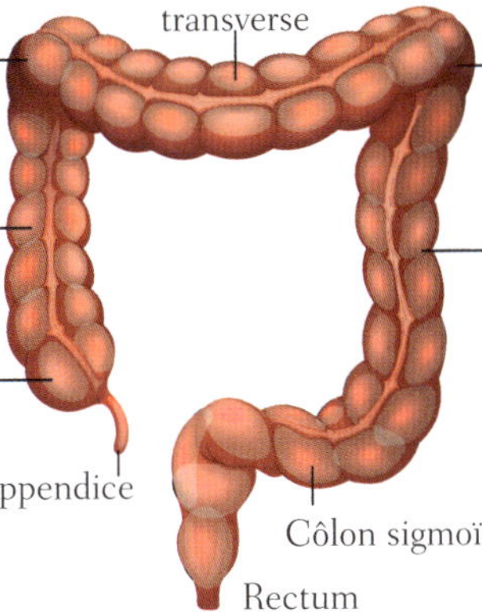

Représentation du colon.
Partie du système digestif dévolue à la réabsorbtion de l'eau, ainsi qu'à la finalisation, grâce à nos bacteries, de la digestion des sucres et des protéines, qui ne l'ont pas été au niveau de l'intestin grêle.

Le sang veineux enrichi des nutriments en provenance de l'intestin se dirige ensuite exclusivement vers le foie à travers la veine porte. Le foie l'envoie ensuite vers le cœur, qui l'intègre à la grande circulation sanguine : c'est par ce biais que les produits issus de la digestion vont pouvoir rejoindre toutes les cellules de l'organisme.

À la fin de la digestion, l'estomac et l'intestin sont vides. Ce n'est pas le cas du gros intestin ou côlon, dont le rôle est de recueillir les déchets non digérables par l'intestin grêle (fibres, essentiellement) pour les éliminer et de recueillir l'essentiel de l'eau restante pour la restituer à l'organisme. Au fil du mètre et demi de longueur de notre côlon, le pH passe de légèrement acide à légèrement basique (de 6 à 8), et le milieu est peuplé par les bactéries de genres très multiples, dont *Bacteroides*, *Bacillus*, *Bifidobacterium*, *Eubacterium*, *Fusobacterium*, *Peptostreptococcus* ou *Ruminococcus*. Les matières deviennent de plus en plus solides au fil de la récupération et l'eau ; les futures selles sont poussées par la musculature du gros intestin jusqu'à la sortie du tube digestif : rectum, canal anal, et anus.

Tout au long du tube digestif, les milieux varient donc en terme de pH, et la température varie légèrement d'une zone à l'autre. La qualité de la digestion dépend de ces paramètres et du fait que chaque secteur soit occupé par la flore bactérienne qui lui est appropriée. Remarquons que la densité de cette flore augmente énormément au fil des étapes de la digestion : alors qu'elle n'est que de quelques milliers de bactéries par gramme dans l'estomac, elle passe à des dizaines de millions par gramme dans l'intestin grêle, pour terminer à des concentrations pouvant aller jusqu'à environ 100 milliards de bactéries par gramme dans le contenu du côlon, voire davantage.

Il faut bien souligner que ce n'est pas parce que les bactéries sont peu nombreuses dans certaines parties du tube digestif (estomac, notamment), qu'elles n'en sont pas pour autant essentielles pour le bon fonctionnement des barrières. Une perturbation de ces petites populations aura même des effets potentiellement plus importants. Notons enfin que du point de vue du contrôle nerveux central, tous les organes de la digestion sont contrôlés par notre cerveau reptilien, sur lequel nous aurons bientôt à nous pencher.

Cent millions de neurones essentiels pour l'homéostasie

Ces opérations digestives sont généralement connues et ont d'abord attiré historiquement l'attention des physiologistes*. Mais l'affaire ne n'arrête pas là. Organe le plus étendu de l'abdomen, l'intestin joue en effet un rôle essentiel pour l'homéostasie, le bon fonctionnement du système immunitaire et la réponse aux diverses charges allostatiques provenant de l'alimentation.

Tout d'abord, le système digestif dispose de son propre système nerveux : le système nerveux entérique. La plupart des gens ignorent toujours que nous possédons en fait deux cerveaux et que le système nerveux entérique compte quelque 100 millions de neurones* qui gèrent les fonctions digestives de façon relativement autonome. Au niveau local, le système nerveux entérique gère l'ouverture et la fermeture des vaisseaux et micro-vaisseaux intestinaux, ainsi que le passage du chyme de l'estomac vers l'intestin grêle. Ce cerveau digestif régule aussi le fonctionnement et le renouvellement continu de la paroi intestinale et la production de sa muqueuse, qui est en contact avec le chyme.

Parmi les 100 millions de neurones du système nerveux entérique, 90 millions remontent vers le cerveau reptilien en passant par le nerf vague. C'est une formidable centrale d'information sur un système qui associe presque tous les organes de l'abdomen. En parallèle du système nerveux autonome – cerveau et moelle épinière –, ces informateurs apportent des éléments cruciaux pour les décisions du cerveau reptilien, qui prend souvent le relais de système nerveux entérique, comme nous le verrons.

Mais l'intelligence de l'intestin ne s'appuie pas uniquement sur ce système nerveux. Il est bien connu depuis longtemps du point de vue anatomique ; mais pour autant, le lien entre celui-ci et la fonction de surface de contact et de barrière de notre intestin ont longtemps été négligés. Pourtant, plus que toute autre partie de notre corps, son fonctionnement repose sur une relation étroite avec la flore qui l'habite.

Quand tout va bien, un millier d'espèces de bactéries (entre autres organismes monocellulaires) vivent dans notre système digestif. Leur population dans l'intestin est ainsi environ 20 fois plus élevée que le nombre de nos propres cellules de tout notre corps. C'est pourquoi une partie importante de la recherche porte actuellement sur la physiologie de notre relation à cette flore bactérienne, que l'on nomme aussi *microbiote intestinal*. Nous emploierons donc indifféremment les termes de flore et de microbiote dans les pages qui suivent.

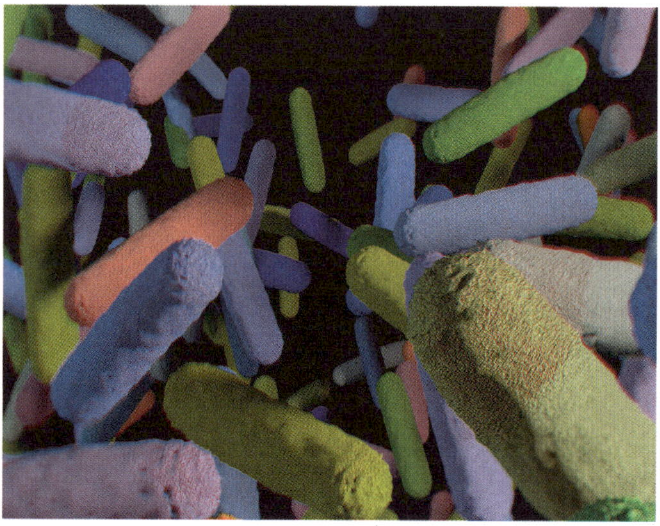

Notre flore intestinale *compte environ cent milliards de milliards de micro-organismes. La plupart sont des bactéries.*

Une interaction qui débute dès les premiers jours

Comme le microbiote cutané et pulmonaire, la flore intestinale est installée dès la naissance du bébé. Pendant sa vie utérine, l'enfant est protégé de toute vie bactérienne et la mère lui transfère une très grande partie de son système immunitaire acquis. Lors de l'accouchement, l'enfant entre en contact avec le microbiote vaginal, et du fait de la proximité de l'anus, il est aussi en présence d'une partie de la flore intestinale de sa mère. Les bactéries présentes sur la peau des autres personnes s'installent sur celle du nourrisson par contact, et le sein apporte un certain nombre de bactéries présentes dans le lait maternel : il s'agit en particulier du *lactobacillius reuteri*, qui active à lui seul douze processus immunitaires cruciaux pour le bébé.

Toutes les occasions sont bonnes pour échanger et enrichir notre flore : lors d'un baiser à pleine bouche, 90 milliards de bactéries sont échangés entre les deux amoureux. Partager un canapé familial est aussi une excellente façon de s'échanger le microbiote cutané et intestinal collecté à l'école ou au travail, donc d'enrichir la flore de chacun.

Quel est le rôle de cette flore ? Tout d'abord, nous nourrir, puisque de 50 % à 70 % des nutriments qui passent dans le sang proviennent du travail de la flore bactérienne intestinale, qui contient surtout des bactéries, mais aussi des virus, des champignons, ainsi que des eucaryotes* et d'autres organismes monocellulaires. Notre corps est ainsi à lui seul incapable d'assimiler l'essentiel des nutriments provenant de notre alimentation, et nous devons donc tout simplement notre vie à notre flore.

En retour, il nous revient de lui apporter de bonnes conditions de vie. D'une part, en lui garantissant de bonnes conditions d'habitat : en parallèle de leur nourriture, les bactéries sont en effet très sensibles au pH et à la température des différentes parties de notre corps où elles logent, qui sont régulés par le cerveau reptilien et qui le sont d'autant mieux que notre activité physique est importante et de bonne qualité (voir chapitre 6). D'autre part, en lui apportant des fibres alimentaires (polysaccharides*), que nos bactéries métabolisent dans le côlon en acides gras* à courtes chaînes, que nous absorbons en partie. Et surtout, la flore intestinale joue un rôle essentiel pour les mécanismes épigénétiques* (voir p. 85 et suiv.), donc pour la qualité de notre métabolisme.

Lutter contre le stress oxydatif

Tout d'abord, étant de loin la source principale des nutriments, le lieu privilégié de la relation corporelle à l'extérieur et un système de premier ordre pour la construction et le maintien de l'immunité, le système digestif est le lieu stratégique pour la régulation du métabolisme, donc du maintien de la santé.

Le terme de métabolisme décrit l'ensemble des réactions biochimiques qui ont lieu dans notre corps à chaque instant, et qui sont le support de la bonne régulation de l'homéostasie. Deux grands types de réaction ont lieu. Les premières, dites anaboliques, construisent des molécules plus complexes que celles qui sont en présence au départ. Les autres, les réactions cataboliques, réduisent des molécules complexes en des substances plus simples. Les phénomènes anaboliques ont lieu principalement le jour et sont activés par le système sympathique, et les réactions cataboliques se produisent essentiellement la nuit : elles sont stimulées par le système parasympathique*.

Pour se dérouler correctement, les réactions qui ont lieu dans nos cellules ont besoin d'un milieu adapté. À défaut, la plupart des désordres métaboliques produisent des inflammations* des tissus : cette réaction immunitaire peut en effet provenir de la réaction d'un agent extérieur comme de désordres provenant de l'organisme lui-même. Ainsi, en cas de stress et d'activation sympathique sur un tendon, l'afflux local sanguin diminue, ce qui provoque un stress oxydant intracellulaire, qui modifie l'expression génétique au sein des cellules du tendon et entretient l'inflammation : c'est la tendinite.

Stress oxydatif et inflammation chronique

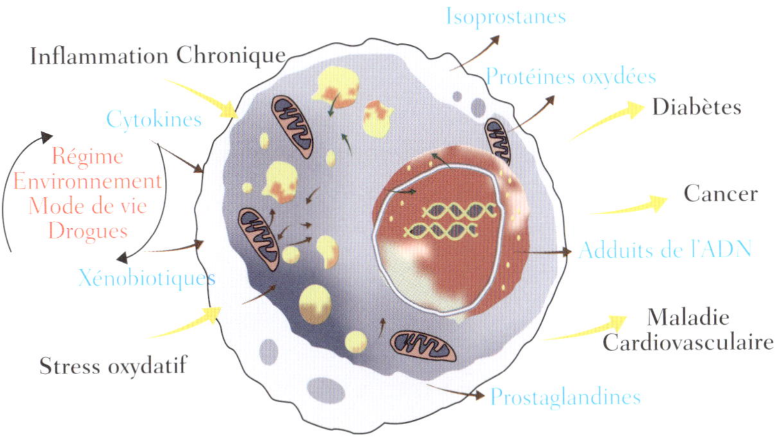

Toutes nos cellules doivent évoluer dans un milieu interne favorable pour fonctionner de façon optimale.
Les principales perturbations sont oxydatives et inflammatoires : elles détériorent le métabolisme cellulaire et peuvent déboucher sur des troubles, voire des maladies graves.

Le premier précurseur du mécanisme d'inflammation est le stress oxydatif, qui est lié à l'un des fonctionnements de base de nos cellules. Chacune d'entre elles a constamment besoin d'oxygène, qui est l'un des constituants essentiels des êtres vivants : cet élément est indispensable pour son alimentation en énergie et pour la plupart des réactions biochimiques qui ont lieu dans le corps.

Or, la molécule d'oxygène (O_2), lorsqu'elle est divisée en deux atomes, produit deux électrons libres dont l'action est très toxique. Ainsi elle peut perforer les membranes cellulaires, mais elle altère surtout un grand nombre de molécules présentes dans l'organisme : protéines, lipides, hormones, etc. Pour parer à ce danger, l'organisme possède une parade : il dispose d'un système antioxydant chargé de neutraliser le plus vite possible ces deux électrons.

La capacité de ce système antioxydant dépend de la nature de l'alimentation et de l'activité physique. L'activité physique augmente le stress oxydant, mais aussi énormément la production des enzymes antioxydantes (SOD et GPX), qui fait plus que le compenser. La sédentarité excessive est un problème récent, or le bon fonctionnement de notre métabolisme requiert fondamentalement le mouvement, en vue duquel il est en grande partie construit.

D'où provient l'énergie utilisée par le corps ?

L'énergie consommée par nos cellules provient essentiellement d'une série de dix réactions biochimiques catalysées par huit enzymes et regroupées dans le cycle de Krebs, qui a lieu dans les mitochondries*. Le déroulement de ce cycle transforme les groupes acétyles provenant de la dégradation des glucides (sucres), lipides (graisses) ou des protéines en molécules à haut pouvoir énergétique.
Pour ce faire, le cycle de Krebs consomme notamment de l'eau et dégage du CO_2. La part la plus énergétique des molécules qui en sont issues est transformée en ATP* par la chaîne respiratoire des mitochondries. L'ATP est le carburant de nos cellules et sa production requiert l'apport d'oxygène : nos poumons captent l'oxygène nécessaire à la production de l'ATP et rejettent le CO_2 et l'eau qui en sont issus.
Sans entrer dans le détail, il existe plusieurs mécanismes de production d'ATP dans le cadre du cycle de Krebs. Ce qu'il faut retenir, c'est qu'à masse égale, les lipides apportent près de deux fois plus d'énergie que les glucides (voir p. 129). La filière du glycogène, qui est une autre méthode de stockage d'énergie, est ainsi beaucoup moins efficace.

Par ailleurs, le stress provenant de l'environnement – bruit, particules fines, polluants chimiques, etc. – ainsi que de notre vie professionnelle et affective augmentent les phénomènes oxydatifs.

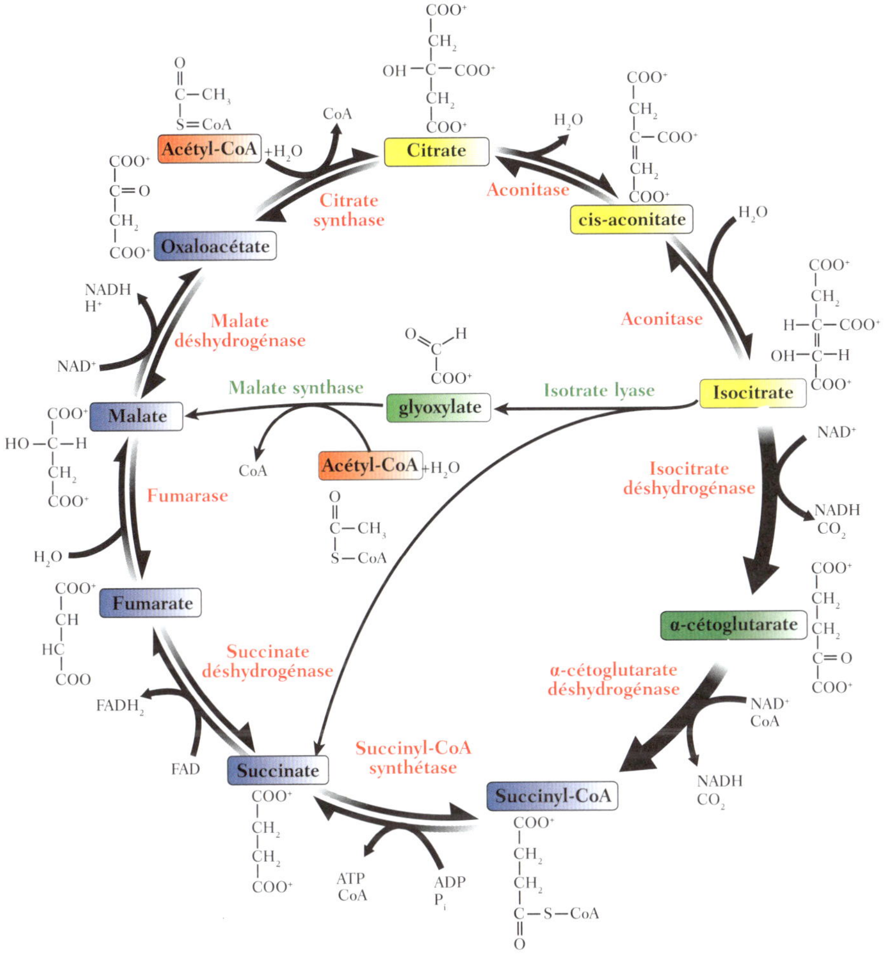

Représentation du cycle de Krebs,
série de réactions chimiques qui transforment
les glucides et les lipides en ATP,
carburant de base de nos cellules.

L'autre grande cause du stress oxydatif est l'alimentation contemporaine : celle-ci est désormais surtout acide, ce qui provoque une acidose latente qui s'oppose au bon déroulement des réactions métaboliques. Elle est aussi trop riche en acides gras Oméga-6* au détriment des Omégas 3*, qui sont des antioxydants très puissants (voir p. 129 et suiv.).

En outre, l'alimentation courante actuelle est trop riche en sodium (sel de cuisine) et trop pauvre en potassium (voir p. 143). Les aliments issus de l'agriculture intensive et de l'industrie agroalimentaire sont aussi très souvent chargés en molécules toxiques (pesticides, colorants, métaux lourds…). Or, l'élimination de ces xénobiotiques* sollicite davantage les filières de détoxification, qui elles-même requièrent de plus grandes quantités d'oxygène et d'antioxydants pour les neutraliser. De plus, ces mêmes aliments ont une densité nutritionnelle faible, et n'apportent pas suffisamment de micronutriments*.

Par ailleurs, les déséquilibres du microbiote intestinal produisent et entretiennent les inflammations gastro-intestinales chroniques. Or, bien souvent, l'inflammation commence par l'intestin, puis se propage. Plus généralement, ces déséquilibres ont de nombreuses conséquences métaboliques que la recherche scientifique cerne à présent de mieux en mieux : ils peuvent notamment déboucher sur des surcharges pondérales, voire sur l'obésité (voir encadré ci-contre).

Équilibre et déséquilibres de la flore intestinale
jouent donc un rôle primordial
pour la santé ou la pathogenèse
en raison de l'existence de ces mécanismes
fondamentaux du métabolisme.

Nous verrons plus loin que la recherche met en évidence d'autres modes d'action de la relation avec nos bactéries, qui touchent à l'expression même de notre patrimoine génétique, origine de l'ensemble de notre fonctionnement métabolique.

Surcharge pondérale et flore intestinale

Les liens entre le poids de la personne et son microbiote intestinal sont de mieux en mieux établis, notamment en cas de surcharge pondérale. Il est ainsi fréquent que la flore intestinale des personnes obèses ne compte plus que 500 à 600 espèces au lieu d'un millier. En outre, il a été prouvé que la transplantation de la flore intestinale de souris obèses à des souris minces, et réciproquement, sans modification de leur alimentation, influence radicalement le poids des unes et des autres : les souris minces deviennent obèses et vice versa.

- Tout d'abord, la nature de la flore influe grandement sur la quantité de nourriture digérée ou non, donc sur la quantité des nutriments qui entrent dans l'organisme : bien souvent, on constate que l'énergie présente dans les selles d'une personne mince est plus importante que celle contenue dans celles d'un obèse, parce que le microbiote de ce dernier a assimilé presque toute l'énergie contenue dans le chyme.
- La composition de la flore intestinale affecte aussi le sens de la satiété, qui dépend de l'activation ou non de récepteurs métaboliques tels que les récepteurs du *glucagon-like peptide-1* ou les récepteurs à la leptine gastrique. Ces récepteurs sont très sensibles aux substances produites par la flore intestinale, qui influent aussi sur la production des hormones qui stimulent l'appétit. Quand tout va bien, le signal de la satiété est émis et le poids de la personne est stable. En revanche, si certaines familles de bactéries sont absentes, ces récepteurs ne sont pas activés et le signal de la satiété n'atteint pas le cerveau.
- Chez les personnes en surpoids, on observe souvent la prédominance des bactéries *Gram négatif* : elles produisent le lipopolysaccharide, qui est un facteur inflammatoire majeur de la paroi de l'intestin. Il peut alors être difficile de remédier à ces situations, qui entraînent des cercles vicieux, puisque cette inflammation perturbe aussi le fonctionnement des récepteurs mentionnés ci-dessus. Un certain nombre d'études montrent aussi que certains micro-organismes augmentent la capacité de leurs hôtes à stocker les graisses.

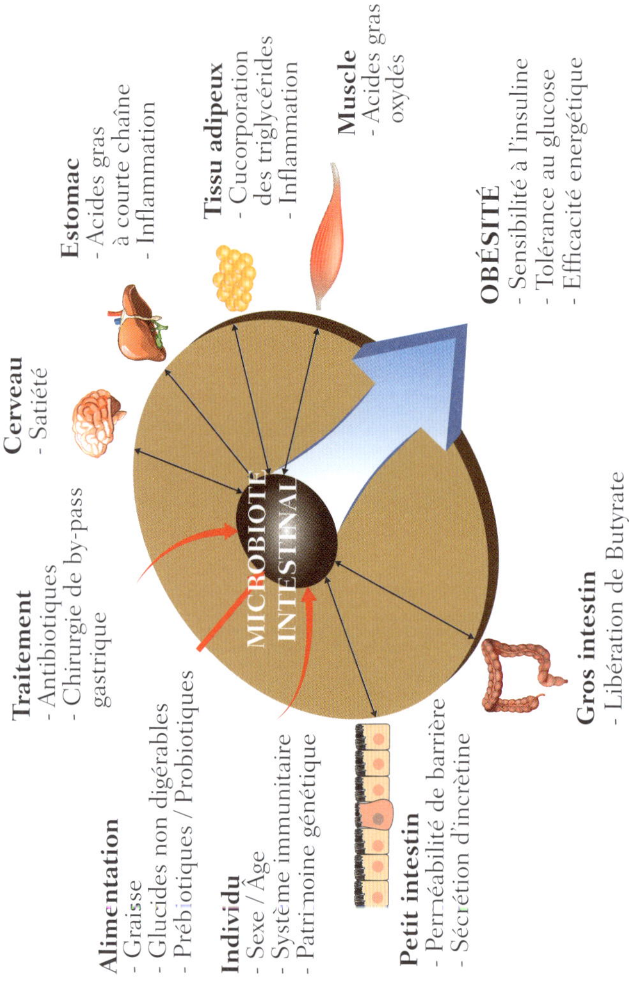

Les divers rôles de la flore intestinale et son influence sur l'obésité

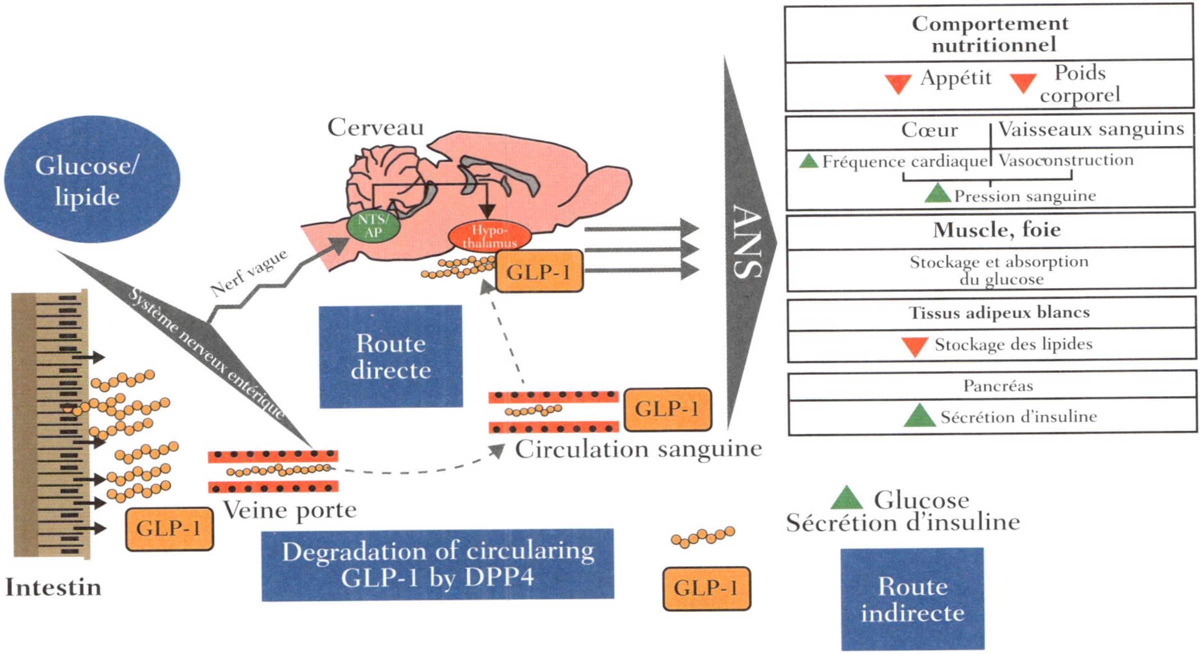

Le rôle du récepteur GLP 1

Le système nerveux autonome

La régulation et le maintien de notre santé reposent sur un deuxième organe, dont on pointe souvent le rôle de chef d'orchestre : le cerveau. Cet organe est spécifique à une fonction propre à un grand nombre d'animaux – le déplacement dans l'espace – et ne possède pas d'équivalent chez les plantes. Il remplit néanmoins d'autres fonctions essentielles, dont la régulation des équilibres intérieurs. Cette tâche est réalisée par la partie la plus ancienne du cerveau humain.

À partir des années 1960, le neurobiologiste Paul Mac Lean a en effet développé la vision schématique dite du « cerveau triunique ». Selon cette conception, notre cerveau associe de façon concentrique un cerveau dit *reptilien* (que nous partageons par exemple avec les reptiles et les batraciens), un cerveau *paléomammalien* (système limbique) et un cerveau *néomammalien*.

Le cerveau reptilien correspond à celui qui nous est commun avec les premiers animaux qui ont quitté la vie aquatique il y a environ 350 millions d'années. Il est situé au milieu et au bas de notre cerveau, dans la continuité de la moelle épinière, et comprend la moelle allongée, le pont, le mésencéphale et le cervelet. Le cerveau dit *paléomammalien* serait quant à lui apparu avec les premiers mammifères et a pour rôle de gérer les émotions et la formation de la mémoire. Ces zones cervicales sont aussi le siège essentiel des émotions et du déclenchement du stress. La dernière partie du cerveau, et la plus grande, est le *néocortex*, dit aussi cerveau *néomammalien* : il est le siège des fonctions supérieures telles que le raisonnement logique et le langage.

Le cerveau reptilien est le centre de commande du *système nerveux autonome*. Ce système exerce l'influence principale sur toutes les fonctions homéostatiques. Il peut le faire directement et très rapidement par voie nerveuse, ou indirectement et de façon moins rapide grâce à la production d'un certain nombre d'hormones*. Les grandes fonctions vitales qu'il commande sont les suivantes :

- la respiration ;
- le rythme cardiaque et la circulation sanguine ;
- les fonctions digestives, y compris la défécation et la miction ;
- la température, à travers la commande du diamètre des capillaires sanguins ;
- la reproduction ;
- l'équilibre ;
- l'horripilation (chair de poule) ;
- le système immunitaire acquis.

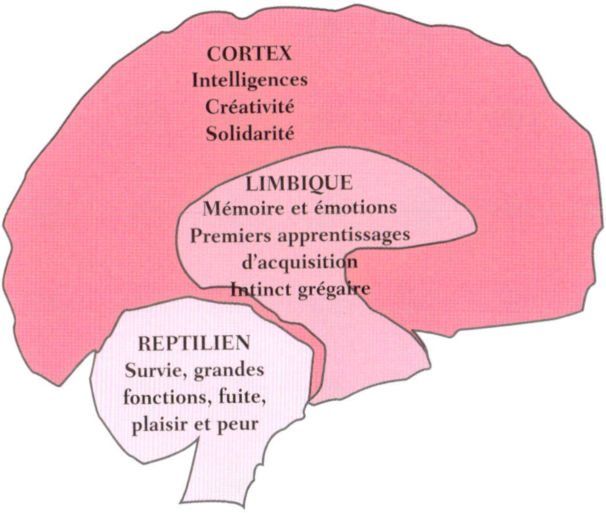

Représentation simplifiée du cerveau trinique humain.
Sa couche la plus profonde et la plus ancienne, dite « cerveau reptilien », est chargée de toutes les grandes régulations vitales. Son bon fonctionnement est l'une des clés essentielles de la santé.

Ce système est en lien étroit avec le cervelet, qui perçoit et coordonne les mouvements, et qui envoie des informations au cerveau reptilien. Les circuits nerveux mis en action dans le corps par le cerveau reptilien sont les systèmes sympathique* et parasympathique*, qui travaillent toujours ensemble. Le système sympathique active rapidement les fonctions et les organes concernés, le rôle du système parasympathique étant de les inhiber d'une façon plus lente. Piloté par le cerveau reptilien, le système nerveux autonome contrôle tous les organes de l'abdomen et du thorax, ainsi que les muscles lisses* et les glandes salivaires, sublinguales et sous-maxillaires, mais aussi surrénales et lacrymales. Son action échappe à notre contrôle conscient.

Le système sympathique est souvent considéré comme celui qui active les fonctions physiologiques nécessaires à l'action, alors que les fonctions commandées par le système parasympathique sont plutôt tournées vers la récupération, la digestion, l'alimentation et la respiration – autant d'activités fondamentales pour l'entretien de l'organisme. Mais leur rôle conjoint est plus général : ainsi, le système sympathique permet de réguler la tension artérielle lorsque nous nous relevons, et les deux systèmes sont constamment à l'œuvre pour moduler le rythme cardiaque afin d'optimiser l'oxygénation de l'organisme.

Le système sympathique a pour rôle essentiel de rendre l'énergie disponible selon les besoins de l'organisme ; il est donc particulièrement et rapidement activé dans les situations qui nécessitent de se protéger rapidement d'un danger.

Lorsqu'il faut préparer en quelques dixièmes de seconde une réaction de fuite, de lutte ou de soumission, le système sympathique dilate les pupilles, accélère le rythme cardiaque et inhibe l'afflux sanguin vers les viscères et vers la peau grâce à la vasoconstriction*, pour favoriser l'irrigation des muscles, des poumons et du cerveau : dans ce dernier cas, il s'agit de favoriser son activité afin de choisir la réponse appropriée face à une menace extérieure (stress). Le glycogène* contenu dans le foie et dans les muscles est rapidement transformé en glucose qui se déverse dans le sang, et la glande surrénale est activée pour produire adrénaline* et noradrénaline*, qui permettent de prolonger cet ensemble de réactions si nécessaire. Les autres processus physiologiques non immédiatement nécessaires sont inhibés, voire stoppés.

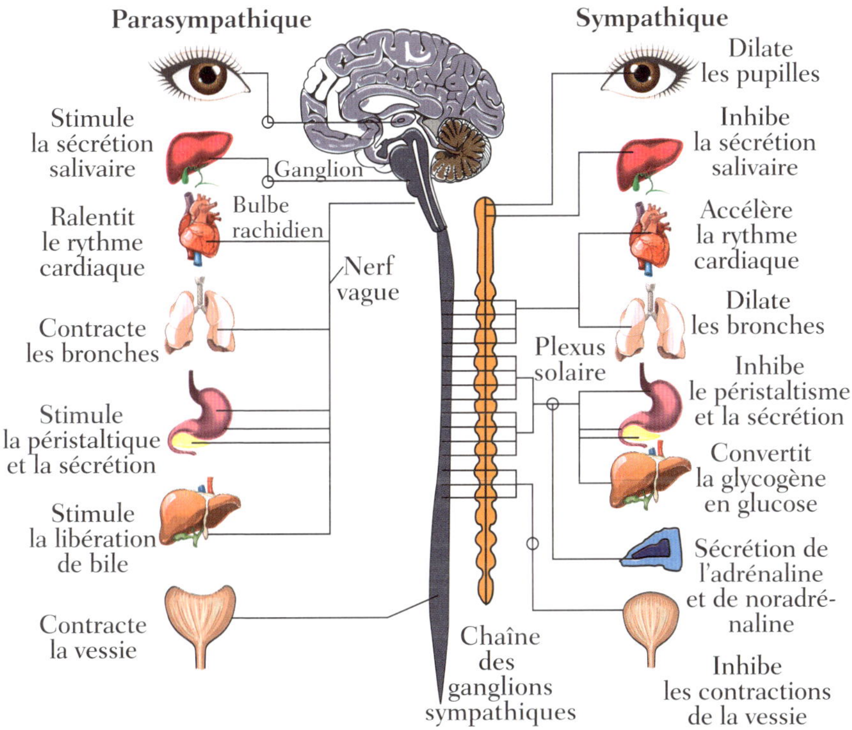

Les systèmes nerveux sympathique et parasympathique.
Leurs actions se combinent pour assurer le bon fonctionnement de l'organisme. Le premier système est activant, le second étant inhibiteur et récupérateur.

Par ailleurs, il faut noter que le néocortex (cerveau néo-mammalien) exerce une activité inhibitrice sur le système nerveux autonome. Ce n'est pas lui qui l'active, mais il module ses effets. 90 % de ses fibres efférentes* se terminent dans le cerveau reptilien, seuls les 10 % restants visent le système musculaire au travers de la moelle épinière. Malgré cette influence, le système nerveux autonome modèle grandement le comportement, voire le caractère. Le cerveau reptilien est programmé pour mettre en œuvre la fuite, le combat ou la soumission. Il ne connaît pas d'autre comportement. De ce point de vue, la plupart des gens passent leur temps à fuir, alors que quelques « caractériels » recherchent sans cesse la lutte et que certains sont totalement soumis…

Mais n'omettons pas de préciser que le bon fonctionnement du cerveau reptilien est essentiel aux fonctions supérieures de traitement de l'information, qui ont leur siège dans le néocortex, et ce pour une raison simple : le système nerveux autonome stimule ces aires, et tous les neurotransmetteurs qui circulent dans les synapses et fondent le fonctionnement du système nerveux. Ainsi, aller marcher une grande journée en montagne stimule discrètement nos facultés cognitives et sociales, et aide donc grandement à résoudre un problème de mathématiques ou un conflit au travail… Mais l'inverse n'est pas vrai : le cortex, nous l'avons vu, a le pouvoir d'inhiber certaines fonctions du cerveau reptilien, mais n'assure ni son développement, ni sa régénération.

Deux cerveaux en étroite relation

Le système nerveux autonome comprend deux composantes – les systèmes sympathique et parasympathique – qui sont intimement liées au système nerveux entérique : ils contrôlent la production d'acide au niveau de l'estomac, la température des différentes parties du tube digestif, ainsi que la production de la bile et des sucs pancréatiques* et la vascularisation de l'intestin et ses mouvements.

Nous avons déjà vu que cette action est notamment spectaculaire et rapide lorsque les mécanismes du stress sont activés. Mais il y a plus : la recherche contemporaine a démontré l'importance des informations qui circulent par le nerf vague non seulement pour l'homéostasie *stricto sensu*, mais aussi pour les sentiments et pour la motivation : avoir la peur au ventre n'est donc pas une simple métaphore. Qui plus est, le microbiote intestinal influe aussi directement sur nos humeurs, ce qui a été confirmé par la recherche : transférer la flore intestinale d'une personne colérique vers une autre au départ plus calme modifie radicalement le caractère de cette dernière.

Attaquer le terrain dépressif

En cas de dépression, notamment lorsque la causalité psychique ou relationnelle n'apparaît pas déterminante, la première chose à faire consiste à coordonner les deux cerveaux principaux ensemble.
Du point de vue biologique, les vécus dépressifs correspondent en effet le plus souvent à un manque de sérotonine dans le cerveau. Or, le précurseur de ce neurotransmetteur est le tryptophane, dont l'apport alimentaire est crucial. Toute cause d'inactivation de la transformation du tryptophane en sérotonine pourra déboucher sur un climat dépressif. Les trois problèmes les plus fréquents sont :

- la constipation, qui débouche sur l'oxydation du tryptophane dans l'intestin et empêche son absorption ;
- cette même constipation, qui entraîne aussi l'oxydation du fer, donc sa mauvaise absorption par l'intestin et le développement du processus anémique – le cerveau est alors moins correctement oxygéné ;
- la suractivation de la filière de détoxification du foie, qui sollicite de grandes quantités de tryptophane.

En tant que précurseur de la mélatonine, la sérotonine est également essentielle pour la qualité du sommeil. En parallèle du rétablissement d'un bon transit intestinal, ...

> ...
> améliorer la qualité du sommeil est alors indispensable pour rompre le cercle vicieux des mécanismes biologiques de la dépression.

Les signaux du nerf vague franchissent la zone du cerveau reptilien pour informer le système limbique, mais aussi le cortex préfrontal, le complexe amygdalien, l'hippocampe et le cortex cingulaire antérieur. Le rôle joué par ces relations reste très mal connu, mais il est peut-être à rapprocher du fait que, dès notre naissance, les relations à la nourriture, au contentement et aux désagréments qui peuvent en survenir sont intimement liées à notre relation aux autres – au départ à la mère. Le système digestif est ainsi un organe social, puisqu'être bien nourri est pour l'être humain un signe d'amour fondamental.

En tout état de cause, la qualité du lien entre les deux cerveaux est essentielle pour la santé, ce qui est notamment perceptible en cas de dérive oxydative et inflammatoire. Dans ce cas, les phénomènes pathogènes peuvent s'auto-entretenir. En effet, si les informations provenant du système nerveux entérique sont défavorables pendant une période longue, le système nerveux autonome est perturbé et l'activité du système parasympathique est affaiblie : le corps n'est plus correctement nettoyé et ne recharge plus correctement ses réserves.

L'activité du système sympathique l'emporte alors, et elle favorise les effets délétères du stress sur l'ensemble du corps. La qualité du sommeil se dégrade, ce qui favorise irritabilité et nervosité. Les symptômes peuvent au départ être bénins : excès de transpiration, augmentation du rythme cardiaque… mais petit à petit, les flux sanguins qui irriguent les différents tissus se modifient, et le stress oxydant augmente là où l'irrigation baisse, ce qui peut déboucher sur l'inflammation des tissus, et ainsi de suite.

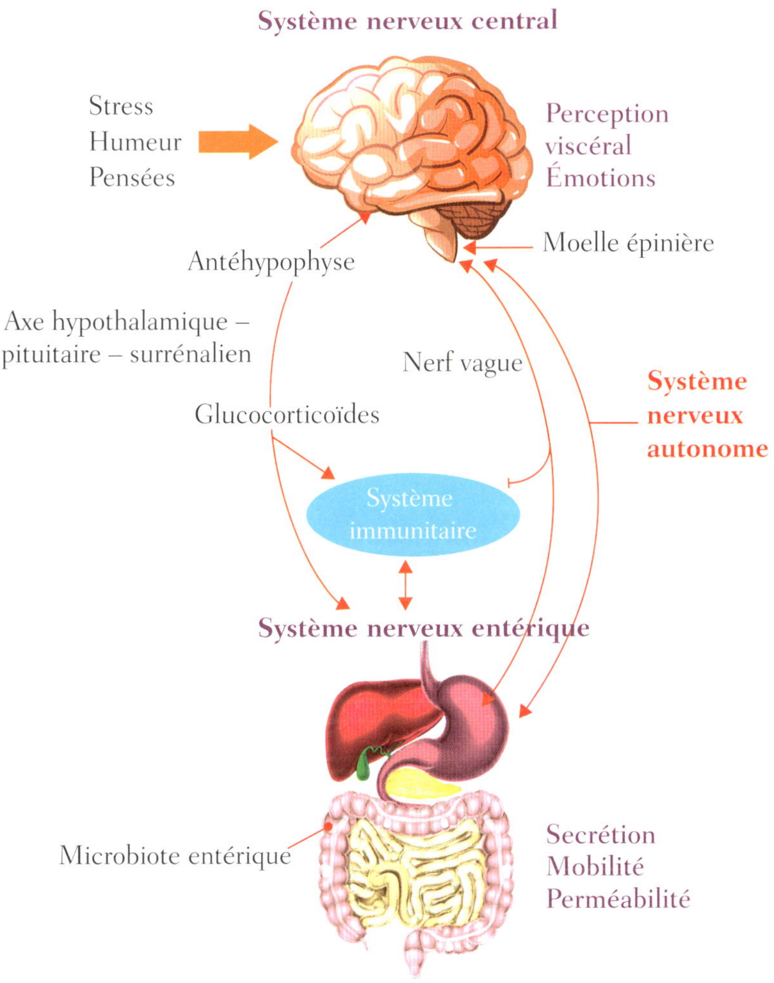

Schéma de fonctionnement des 2 cerveaux :
relation entre le cerveau digestif et le cerveau reptilien

Deux systèmes immunitaires à préserver

Nous avons déjà vu quelles sont les surfaces de contact de l'organisme avec son environnement : la peau, la muqueuse des poumons, la muqueuse intestinale et la barrière hémato-encéphalique, auxquelles il faut ajouter, chez la femme, la muqueuse vaginale. Nous avons aussi présenté l'essentiel de la fonction digestive.

Par définition, nos surfaces de contact ont pour rôle d'organiser les échanges avec l'environnement, mais elles ne sont pas des frontières ouvertes à tout : elles sont également organisées pour limiter les échanges avec l'extérieur.

Ces frontières jouent ainsi un indispensable rôle de barrières afin d'empêcher l'entrée d'organismes pathogènes ou de substances toxiques. En cas d'effraction de ces barrières par des agents dangereux pour l'homéostasie, le système immunitaire acquis (globules blancs et anticorps) prend le relais. Mais nous verrons qu'un premier système immunitaire entre en jeu avant celui-ci.

Étant la seule qui soit strictement interne au corps, la barrière entre le sang et le cerveau (hémato-encéphalique) est, en conditions normales, extrêmement sélective : seuls les sucres, l'oxygène et quelques nutriments peuvent la franchir afin de nourrir cet organe, notre cerveau, qui consomme à lui seul environ un quart de l'énergie du corps. Lorsque l'état de santé est correct, cette barrière interdit le passage des particules inflammatoires et des autres éléments dangereux. Si elle cède, les risques de dégénération des neurones cérébraux augmentent : non seulement la potentialité des maladies neuro-dégénératives augmente (maladie d'Alzheimer, sclérose en plaques, etc.), mais de plus, les capacités de régulation des fonctions essentielles du cerveau reptilien sont alors amoindries : le cercle vicieux des dérégulations peut alors s'enclencher.

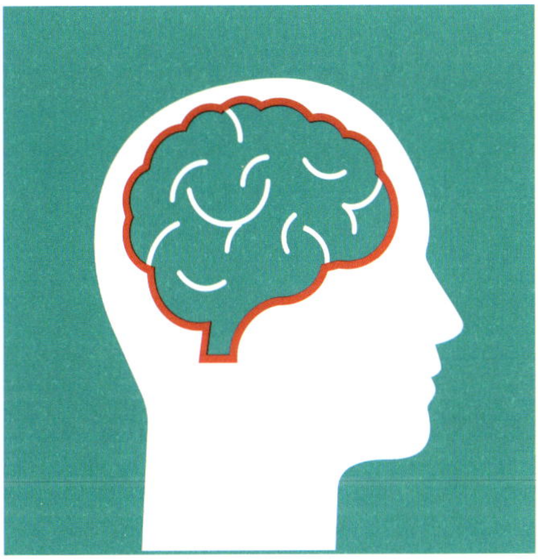

La barrière hémato-encéphalique

Des barrières qui sont aussi des voies d'élimination

Les grandes surfaces de contact que sont la peau, les poumons et surtout l'intestin jouent le rôle d'interface dans les deux sens. Ainsi, les poumons assimilent l'oxygène de l'air et y rejettent le CO_2 que nos cellules produisent, mais leur mucus, rejeté par les voies respiratoires, extrait aussi de nombreuses substances toxiques : c'est son rôle d'émonctoire. Les autres émonctoires sont le côlon, le foie, le rein et la peau. Toutes nos barrières sont donc aussi des voies d'élimination.

Les trois quarts des affections cutanées proviennent de l'insuffisance du travail des émonctoires autres que la ...

...
peau : celle-ci est alors chargée par défaut d'éliminer les toxines. De très nombreux problèmes cutanés sont réglés lorsque l'on normalise la fonction de la flore intestinale. De la même façon, les personnes affectées par des angines à répétition sont celles dont l'organisme tente de favoriser l'émonctoire qu'est le poumon pour éliminer des problèmes qui devraient être traités ailleurs. C'est la théorie des pathologies d'encrassage du Dr Jean Seignalet[2].

En principe, donc, les micro-organismes n'atteignent pas la barrière hémato-encéphalique. Ce n'est pas le cas des autres barrières : à commencer par l'intestin, toutes sont environnées de façon très étroite par des bols bactériens qui leur sont propres. Le tube digestif, le poumon, la peau et le vagin sont le lieu de sécrétions – salive et mucus gastrique et entérique, mucus pulmonaire, transpiration, sécrétions vaginales – qui forment les milieux de vie des bactéries avec lesquelles nous vivons en symbiose.

Nous avons déjà vu que le corps humain compte plus de cellules non humaines que de cellules humaines, et qu'il ne pourrait pas survivre sans ces micro-organismes. Alors que la fonction digestive du microbiote intestinal est connue de longue date, la recherche contemporaine explore désormais les autres fonctions des populations d'organismes monocellulaires alliés à notre organisme, que l'on nomme les microbiotes ; l'ensemble complexe formé par notre organisme et par ces populations est nommé l'holobionte*.

2. Voir https://www.seignalet.fr/fr

Nos microbes, clé de l'immunité

Ce que découvre peu à peu la recherche physiologique la plus avancée, c'est que les systèmes formés par la relation entre les microbiotes et l'organisme remplissent un très grand nombre de fonctions essentielles pour répondre aux charges allostatiques. En bref, la régulation des relations de notre organisme à son environnement est en très grande partie assurée par les milliards d'organismes monocellulaires qui vivent avec nous : en dehors du fonctionnement des cellules humaines elles-mêmes, c'est de l'intelligence de la relation entre ces interfaces et leurs flores que dépend la première et principale protection contre les agents extérieurs potentiellement pathogènes.

Le microbiote sur lequel la recherche est la plus avancée est celui de votre intestin. Pour nous protéger des dangers de notre environnement, les mécanismes d'interaction entre cette flore et notre organisme sont multiples. Il est d'ailleurs à noter que l'environnement avec lequel nous sommes le plus en interaction est à l'intérieur de notre corps – notre ventre – ce que de nombreuses médecines traditionnelles avaient identifié de façon empirique : mais c'est à présent la science biologique qui en apporte la preuve.

Tout d'abord, la muqueuse de la partie inférieure de l'intestin grêle est tapissée de nombreuses plaques de Peyer : il s'agit de nodules de tissu lymphoïde* qui surveillent constamment l'immunité des êtres monocellulaires présents dans le chyme, ce qui facilite la réponse immédiate du système immunitaire acquis en cas de menace. L'appendice de notre gros intestin joue le même rôle. Ces tissus lymphoïdes sont tous reliés entre eux grâce au système lymphatique : celui-ci évacue les déchets de grosse taille que le sang ne peut pas emporter (qui sont transformés par le foie), et informe le système immunitaire de la présence de substances ou d'organismes néfastes, afin qu'il puisse réagir.

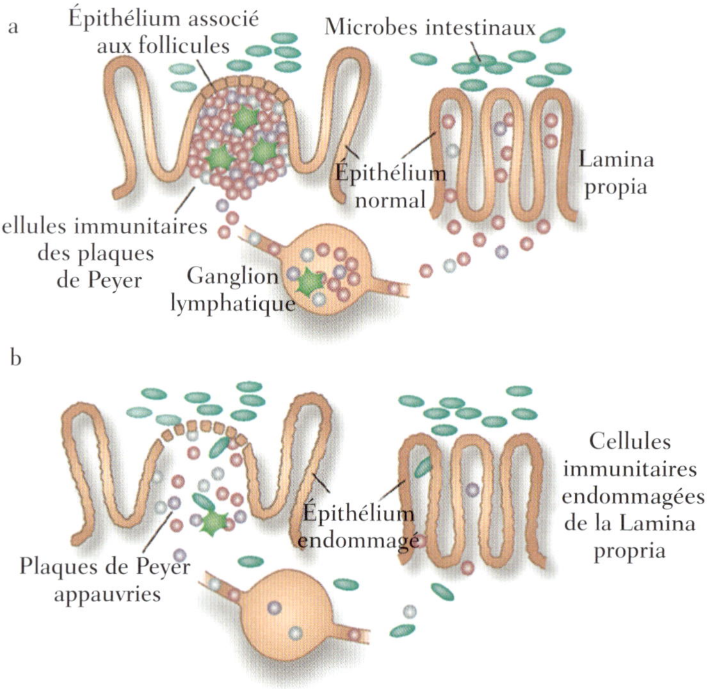

Les plaques de Peyer.
Présentes dans la partie inférieure de l'intestin grêle, elles surveillent l'immunité des organismes monocellulaires présents dans l'intestin grêle et activent le système immunitaire acquis en cas de menace.

La moitié de ce système immunitaire acquis, qui met en jeu les globules blancs et les anticorps, est située dans notre intestin. Il provient d'abord de celui de notre mère, qui nous a été transféré pendant notre séjour utérin. Il a ensuite été renforcé en premier lieu pendant notre enfance, lorsque nous avons rencontré la plupart des attaques possibles et traversé un certain nombre de maladies, qui sont fréquentes durant la première partie de la vie.

Le rôle clé des jonctions serrées*

Les nutriments provenant du contenu de l'intestin transitent normalement à travers les cellules de la muqueuse intestinale vers les capillaires veineux. Ces cellules sont programmées pour empêcher l'intrusion de micro-organismes pathogènes, de déchets métaboliques et des autres substances toxiques présentes dans le chyme. L'intégrité des jonctions serrées entre les cellules de la muqueuse intestinale est donc essentielle pour la protection de l'organisme.
Cette intégrité est notamment mise à mal en cas d'inflammation de la muqueuse intestinale : un certain nombre d'éléments dangereux pour l'organisme transitent alors vers le sang et la lymphe. Dans ce cas, le système immunitaire acquis est activé, ce qui occasionne une importante dépense d'énergie pour l'organisme. La porosité de l'intestin peut déboucher sur un cercle vicieux inflammatoire : les bactéries et champignons peuvent proliférer dans l'organisme et la qualité de la nutrition baisse. Le système immunitaire acquis est alors sur-sollicité et les allergies se développent. Il en résulte aussi une dégradation de la muqueuse intestinale et un déséquilibre de la flore intestinale.

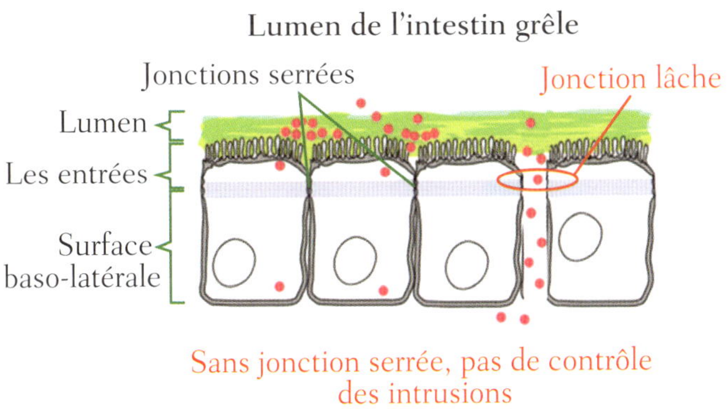

Représentation des cellules de la paroi intestinale.
Elles doivent être reliées par des jonctions serrées pour isoler le contenu de l'intestin du reste du corps : lorsque l'intestin est en bonne santé, les nutriments passent à travers ces cellules et non entre elles.

En règle générale, la conception du système immunitaire ne prend en compte que ce système acquis, qui intéresse la médecine allopathique. Pourtant, le rôle immunitaire joué par les plaques de Peyer n'est que la partie émergée de l'iceberg. L'intervention du système immunitaire acquis se compare en effet à un appel aux pompiers : pourtant, nous savons qu'avant de réparer des dégâts d'un accident de la route, il est préférable de faire en sorte que la circulation automobile n'occasionne que le plus petit nombre de collisions possible.

Pour assurer cette fonction, de multiples récepteurs sont présents sur les quelque 333 m^2 de la surface par laquelle notre organisme est exposé à l'extérieur. En lien étroit avec nos microbiotes, ils traitent les informations en provenance de notre environnement avant même toute irruption dans notre organisme.

Dans l'intestin, ces récepteurs neuronaux sont liés au système nerveux entérique : ils captent les prostaglandines*, interleukines* et toutes sortes de messagers chimiques. Ces récepteurs apportent à notre organisme des informations multiples et jouent un rôle capital pour son bon fonctionnement.

Épigénétique et environnement bactérien

Nos bactéries jouent ici encore un rôle irremplaçable, puisqu'elles produisent un grand nombre de substances considérées comme des messagers par les récepteurs présents partout dans notre corps. C'est en particulier le cas des récepteurs qui sont situés sur la paroi des cellules, et qui traitent les informations essentielles pour la qualité de notre métabolisme. En effet, ces récepteurs adressent au noyau des cellules des signaux qui participent pleinement à la façon dont sera transcrite ou non l'information génétique stockée dans le noyau, qui héberge la célèbre molécule ADN. Cette information nécessaire au développement et au fonctionnement de l'organisme humain est stockée dans les chromosomes, qui sont composés de deux brins enroulés.

Pendant des décennies, on a cru que ce programme génétique était seul à l'origine du métabolisme de nos cellules, et donc du système vivant qu'est notre corps. On a longtemps pensé que le patrimoine contenu dans l'ADN était exprimé tel quel, sans médiation avec les éléments qui l'entourent. De nombreux chercheurs ont ainsi cru possible de découvrir le gène de tel ou tel cancer, diabète… ou de la longévité, et que l'on pourrait à terme apporter des soins préventifs ou curatifs en modifiant le programme génétique.

Quoi que l'on pense de ces pratiques et de leur éventuel intérêt, nous sommes encore très loin de leur généralisation. Et pour cause : nous savons aujourd'hui que si certains gènes favorisent tel ou tel fonctionnement métabolique, leur expression dépend en très grande partie des phénomènes dits épigénétiques, qui dépendent eux-mêmes de l'environnement cellulaire : en bref, les possibles dysfonctionnements – mais surtout les solutions métaboliques adéquates enregistrées parfois depuis des millions d'années dans nos ADN – exigent, pour démarrer et pour se maintenir, une transcription, une activation des gènes appropriés, qui dépend de l'environnement des cellules.

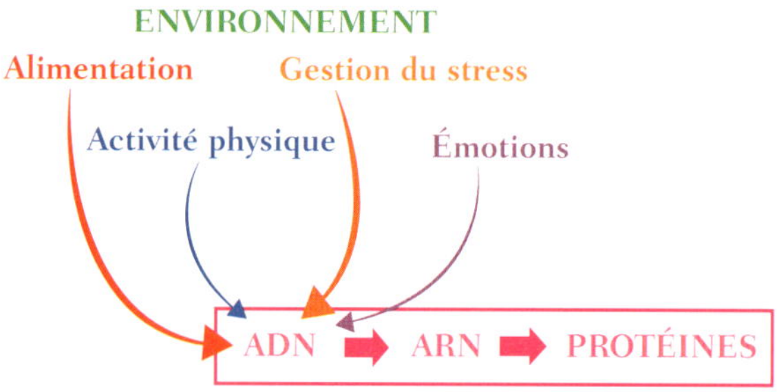

Schéma simplifié du processus épigénétique.
Les informations contenues dans l'ADN, au cœur de nos cellules, doivent être traduites par l'intermédiaire de l'ARN pour produire les protéines adéquates en fonction des réponses à activer. L'influence des environnements externe et interne sur ce mécanisme est nommée épigenèse.

Remarquons d'abord que le stress oxydatif, qui s'oppose de façon générale au bon fonctionnement du métabolisme cellulaire, a tendance à multiplier les erreurs de transcription des informations présentes dans l'ADN, et donc à multiplier les dysfonctionnements cellulaires (production de cellules cancéreuses, etc.). Mais surtout, nos cellules sont dotées de nombreux récepteurs leur permettant de réagir à l'état de leur environnement immédiat – c'est-à-dire avant tout aux signaux transmis par les bactéries de nos microbiotes, qui vivent en symbiose avec elles depuis des millions d'années.

Les informations en provenance de notre environnement interne et immédiat sont appréhendées notamment par trois types connus de récepteurs et de cellules : les récepteurs de type Toll, les récepteurs RAGE et les cellules dendritiques (voir encadré ci-contre). Ils jouent un rôle capital pour le maintien du bon fonctionnement de notre organisme et sont essentiellement informés par nos populations bactériennes, qui diffèrent selon les parties de notre corps.

La présence dans l'environnement de micro-organismes commensaux, active de façon précoce et tout au long de la vie le système immunitaire inné mis en œuvre par ces récepteurs et par ces cellules, et est ainsi une condition de la santé, au-delà du fait qu'il semble que ces bactéries elles-mêmes jouent un rôle de protection par rapport aux bactéries pathogènes.

Des récepteurs et des cellules qui traitent l'information

Les récepteurs de type Toll sont des protéines présentes dans les membranes des cellules, et ont la propriété de reconnaître un très grand nombre de molécules présentes dans des microbes pathogènes (bactéries, champignons, virus et parasites). Chez l'homme, ces récepteurs sont présents dans de nombreuses cellules n'appartenant pas au système immunitaire acquis : elles jouent un rôle crucial dans le fonctionnement de l'immunité innée.

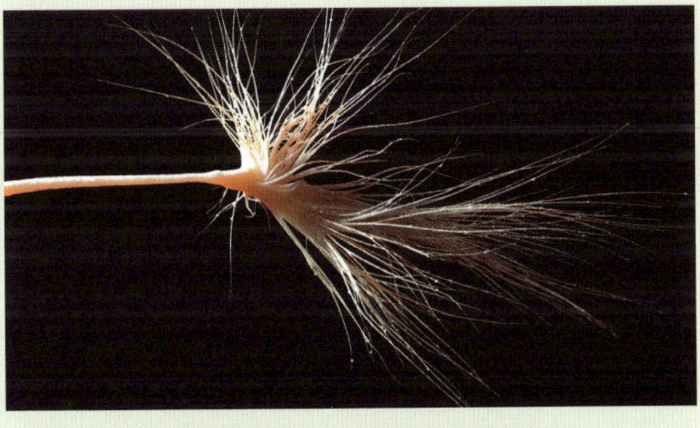

Visualisation d'une cellule dendritique.
Ces cellules ont pour rôle de surveiller les micro-organismes et de déclencher si nécessaire les réponses des systèmes immunitaires inné ou acquis.

Les réponses sont en particulier de type inflammatoire, mais non uniquement : la cellule détruit alors elle-même l'organisme pathogène. Il est à noter qu'il existe treize formes de récepteurs de type Toll chez les animaux, dont certains n'existent pas chez l'homme : le système immunitaire auquel ils appartiennent apparaît

...

extrêmement ancien et pourrait être apparu avant la séparation entre les animaux et les végétaux, chez qui ils existent également sous des formes légèrement différentes. Les récepteurs TOLL sont constamment activés par le dialogue avec nos flores bactériennes.

Les récepteurs dits RAGE sont, quant à eux, présents également dans la membrane de presque toutes les cellules et possèdent la capacité à capturer un certain nombre de produits finaux de la réaction de glycation non enzymatique, d'où leur nom anglais : *receptors for advanced glycation endproducts*. Cette réaction chimique est l'une des réactions naturelles en cas d'hyperglycémie et ses produits finaux sont notamment des glycoprotéines*. Tous activent les récepteurs RAGE, ce qui conduit en particulier à la transcription de gènes pro-inflammatoires, et de façon plus générale à des processus cellulaires essentiels : prolifération cellulaire, apoptose*, autophagie et migration. S'ils ne sont pas contrôlés, ces processus peuvent déboucher à terme sur d'importantes pathologies : cancers, maladies immunitaires chroniques (athérosclérose, maladie d'Alzheimer et arthrose), psoriasis.

Les récepteurs RAGE jouent ainsi un rôle essentiel pour le réglage du métabolisme, et participent aussi à la commande de la synthèse des graisses et des sucres, d'où leur rôle crucial pour le développent du syndrome métabolique – dont font partie le diabète de type 2, l'excès de cholestérol et l'hypertension artérielle. Leurs réponses sont aussi cruciales pour le développement ou non des douleurs articulaires de type dégénératif.

Les cellules dendritiques sont produites par la moelle osseuse et vivent quant à elles un peu partout : dans les canaux lymphatiques, dans la moelle épinière et sur la peau. En lien étroit avec les micro-organismes, elles sont capables de reconnaître de nombreux risques présents dans le milieu et activent la réaction immunitaire appropriée, allant de la tolérance à l'activation du système immunitaire acquis, en passant par les réponses du système immunitaire inné.

Cette connaissance nouvelle complexifie énormément le système d'information en jeu, pour le meilleur. En effet, l'information sur le milieu biochimique externe est le plus souvent déjà traitée par notre microbiote avant que ne soient activées les réponses métaboliques, ceci dans chacune de nos cellules. Or, si le nombre de gènes humains est évalué à environ 30 000 – ce qui permet à notre génome de répondre potentiellement à un grand nombre de situations –, le génome de notre microbiote comprend environ 100 000 gènes, qui participent donc pleinement à l'analyse de l'information contenue dans notre environnement. Ce d'autant plus que nos bactéries et notre système immunitaire inné sont en première ligne pour répondre aux agressions provenant de l'environnement.

En effet, les substances multiples – que nos micro-organismes produisent en réponse aux changements de conditions environnementales – informent nos cellules, qui disposent de récepteurs adéquats, pour qu'elles utilisent de façon adaptée l'information primordiale contenue dans leurs noyaux. Cette complexité est une excellente nouvelle : en effet, l'on sait depuis les années 1970 qu'un écosystème – et la symbiose organisme-microbiote en est un – est d'autant plus stable que son niveau d'information est élevé et qu'il comprend un nombre élevé d'espèces.

La différence entre médecine allopathique et la salutogenèse

La connaissance la plus récente sur le fonctionnement de notre organisme et sur le rôle-clé des relations avec ses microbiotes nous permet de situer de façon précise la frontière entre la médecine allopathique et la mise en œuvre clinique de la salutogenèse. En effet, la médecine allopathique ne s'intéresse qu'à l'état du système immunitaire acquis, qui intervient lorsque les barrières de notre organisme ont déjà été franchies par des éléments indésirables : axée sur la réponse à la maladie, elle concentre son attention sur le système immunitaire qui répond… à la maladie.

Or, l'activation du système immunitaire acquis est déjà un échec. Apparu plus tard au cours de l'évolution, il traite les problèmes que l'immunité innée n'arrive pas à régler. Ce système immunitaire inné doit pourtant faire l'objet de notre plus vive attention, puisqu'il est le système immunitaire de la santé : les récepteurs et les mécanismes sur lesquels il repose jouent un rôle crucial pour l'immunité, puisqu'ils reconnaissent ce que le corps tolère et ce qu'il rejette avant l'intervention du système immunitaire acquis.

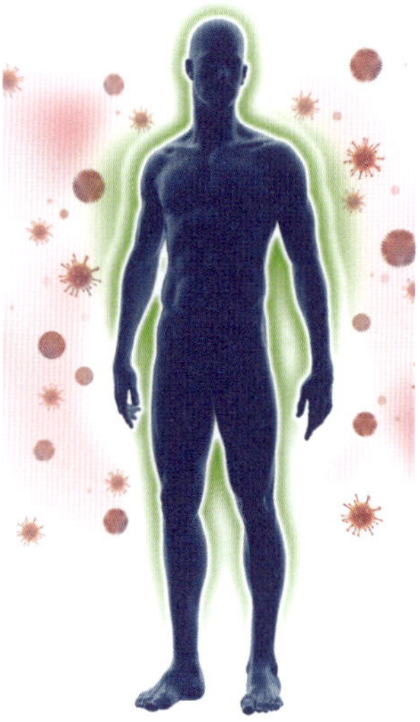

Agir pour renforcer ce système immunitaire inné est d'autant plus nécessaire que les facteurs de civilisation – mauvaise alimentation, activité physique inexistante ou inadaptée, usage de drogues et de médicaments – ont tendance à l'affaiblir : c'est donc sur ce système que travaille la clinique de la salutogenèse, qui est ainsi nettement distincte de celle de la médecine. Les avantages en sont multiples : s'il fonctionne correctement, voire de façon optimale, le système immunitaire acquis n'est sollicité que de façon pertinente. Le système inné travaille en effet en première ligne pour traiter les attaques quotidiennes provenant de l'environnement, et sait par exemple éliminer un certain nombre de métaux lourds avant qu'ils ne pénètrent dans notre organisme. Qui plus est, travailler pour le renforcer n'engendre aucun effet secondaire.

Nous avons vu que, depuis des siècles, la quasi-totalité des acteurs de santé a insisté sur les rôles du régime alimentaire et de l'activité physique. La science contemporaine permet désormais de saisir de mieux en mieux les phénomènes à l'œuvre. Face à ces constats, la méthode clinique de la salutogenèse a pour objectif d'améliorer globalement la santé selon trois grands principes.

Pour améliorer les défenses immunitaires, il faut assurer le fonctionnement optimal des protections mises en œuvre par la muqueuse intestinale, la peau, la muqueuse pulmonaire et la barrière hémato-encéphalique. En parallèle, l'adaptation de l'alimentation a pour but d'apporter les nutriments adaptés et en quantité adéquate, ceci afin de bien nourrir le microbiote intestinal, qui permettra d'assurer une fonction optimale de l'intestin. En troisième lieu, des exercices adaptés – à la fois du point de vue des efforts à fournir et des modes de stimulation – permettent d'assurer le bon fonctionnement du cerveau reptilien.

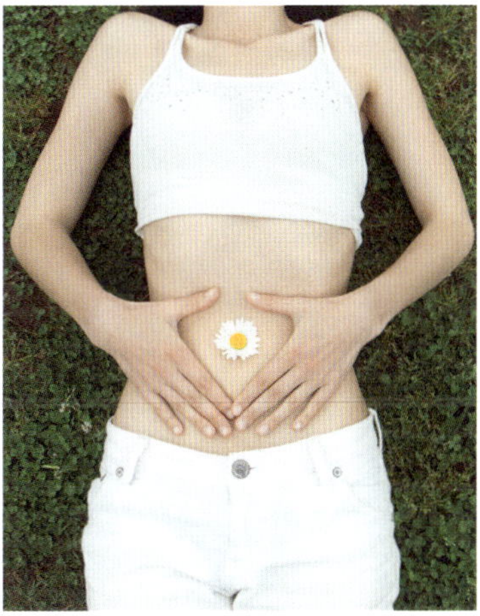

En effet, l'activité physique modifie les milieux de vie des bactéries aux marges de notre organisme. En cas d'activité physique, le cerveau reptilien modifie la production d'acide gastrique, de bile, des enzymes pancréatiques, etc., ainsi que la température des organes. Or, la vie bactérienne est très sensible à la température interne et au pH. Tout comme l'alimentation, ces paramètres fondamentaux sélectionnent en effet les familles dont est composée notre flore. L'interaction entre système nerveux autonome et système nerveux entérique – donc avec la flore intestinale – est donc cruciale à de nombreux égards pour le maintien optimal des équilibres intérieurs de notre corps, donc de notre santé.

Rétablir et enrichir la relation entre les deux cerveaux principaux afin de favoriser une bonne régulation du métabolisme représente un véritable travail d'équipe, qui suppose bien souvent de réapprendre à écouter les signaux que nous adresse notre corps : c'est l'un des moyens sur lesquels s'appuie la clinique de la salutogenèse. Ce mode d'action est d'autant plus adapté dans la période actuelle que l'environnement courant est devenu de plus en plus agressif et qu'il devient indispensable de protéger notre organisme de ses facteurs déstabilisants.

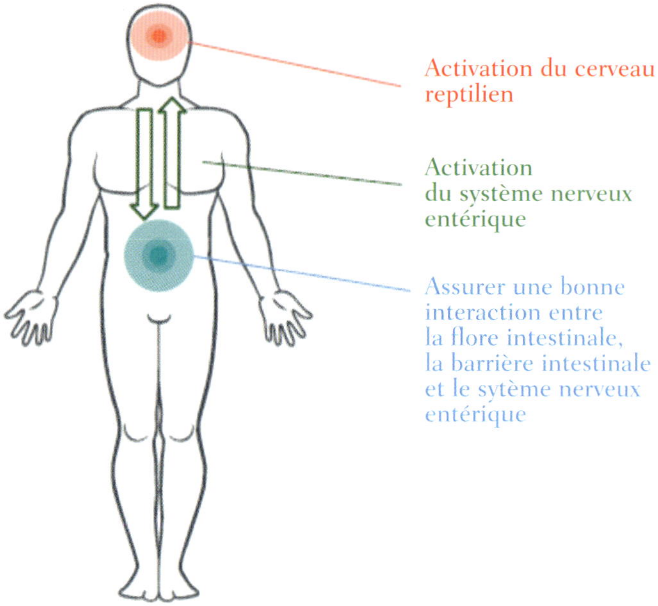

Schéma de base du maintien et de la restauration de la santé.
Elle dépend d'une bonne activation des systèmes nerveux entérique et autonome (cerveau reptilien) et d'une bonne relation avec notre flore intestinale.

La démarche détaillée ici est positive : axée sur les mécanismes de la santé, elle revient à ne pas être obnubilé par la menace ou la présence de la maladie, qui nourrit un climat anxiogène, voire de véritables cercles vicieux. Cette méthode non toxique propose aussi à chacun de reprendre sa santé en main à partir de la compréhension des grands mécanismes qui fabriquent la santé et est ainsi pleinement conforme à la philosophie de la salutogenèse. Elle vise à assurer à chacun les moyens d'atteindre une qualité de vie optimale aussi longtemps que possible.

Enfin, cette approche est modeste. Elle ne prétend pas tout comprendre des milliards de réactions biochimiques qui ont lieu dans notre corps à chaque seconde, mais se repose sur les grands mécanismes de régulation interne, tout en s'appuyant sur la compréhension du fonctionnement de nos interfaces avec le monde extérieur.

Cette compréhension est possible, ce qui permet de soigner le système immunitaire inné grâce à des moyens simples. L'expérience montre que le corps sait alors rétablir un bon équilibre : une fois l'activité des deux cerveaux et de ce système rétablit à un niveau correct, un grand nombre de symptômes disparaissent bien souvent sans qu'il ait été nécessaire de se pencher sur la maladie.

Et même lorsque la maladie persiste, il existe toujours des moyens pour améliorer les conditions de vie des personnes : car il n'est jamais trop tard pour améliorer sa santé.

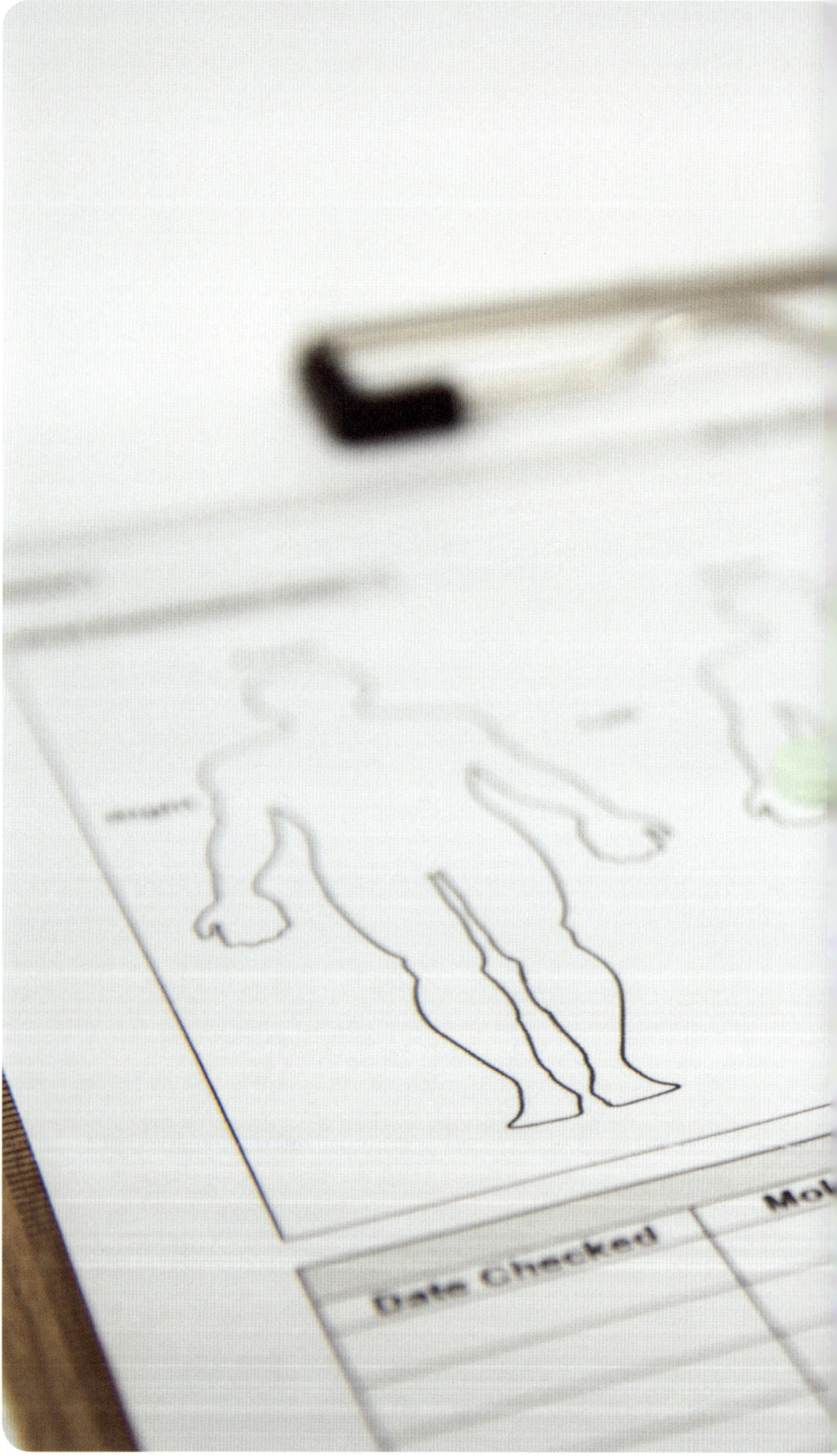
Date Checked

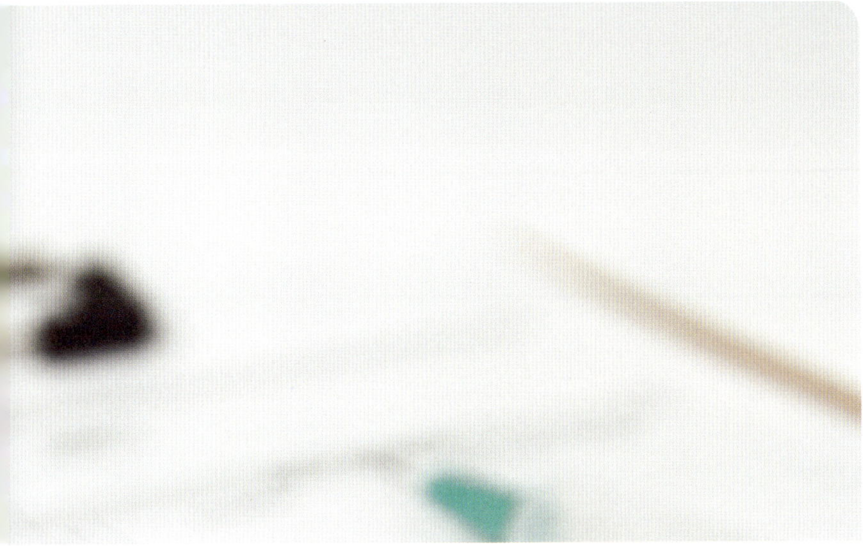

4. La méthode : évaluer le profil initial de votre santé

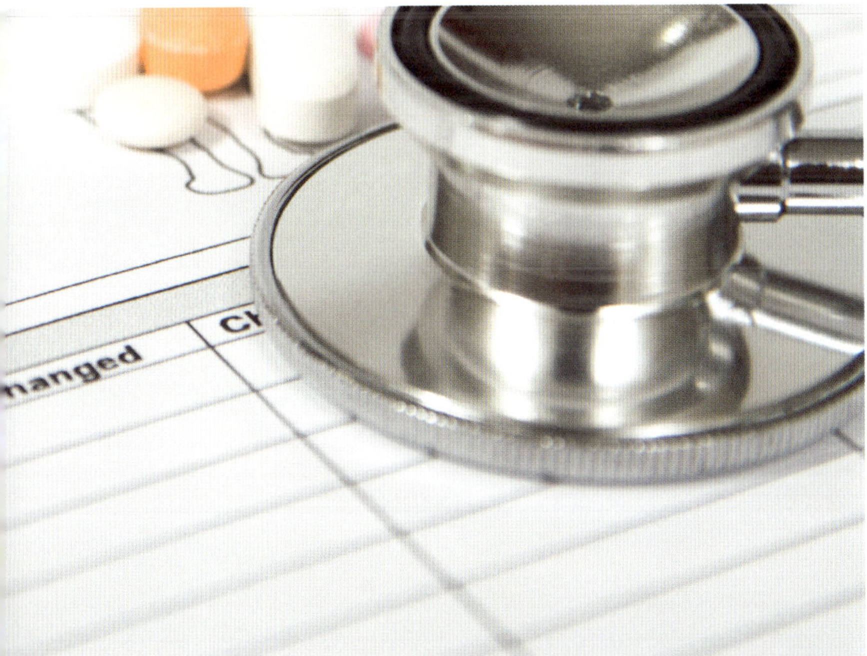

La méthode expliquée dans les pages qui suivent s'appuie uniquement sur des connaissances scientifiques validées. La première étape consiste à connaître la personne accompagnée, qui répond d'abord à un questionnaire de santé détaillé. Les réponses apportées permettent d'orienter l'anamnèse et de commencer à faire connaissance. Ces éléments sont complétés par des tests et analyses multiples portant sur le fonctionnement des deux cerveaux : variabilité du rythme cardiaque, force des muscles inspiratoires, thermographie infrarouge, évaluation de la posture et tests biologiques de base visant à évaluer le fonctionnement des deux cerveaux. Les résultats sont ensuite regroupés en cinq lignes principales. Leur association permet de calculer le score de votre santé personnelle, et les résultats sont interprétés avec vous.

Nous avons tous fait cette expérience : notre médecin généraliste ou spécialiste nous fait passer une batterie d'examens, mais n'en retient presque rien lorsque les résultats lui sont présentés. En pratique, seuls les éléments qui lui semblent pathologiques ou anormaux l'intéressent pour concevoir un éventuel traitement médical, sans pour autant disposer d'une vision d'ensemble.

À l'inverse, tous les éléments relevés dans le cadre de la méthode détaillée dans ce livre font sens dans la détermination du « Score Santé » de la personne, point de départ du protocole individualisé qui lui sera proposé. Conformément aux principes de la salutogenèse, les entretiens, examens et analyses biologiques sont tous orientés vers l'évaluation de l'état de santé, et non seulement vers l'absence de troubles.

Déterminer et réunir les paramètres aptes à donner une image fidèle de l'état de santé de mes patients a été un processus long, parce qu'il est essentiel que ces données soient intégralement fondées sur des recherches validées par la communauté scientifique internationale. Tous ces paramètres sont fiables, reproductibles, et permettent de concevoir et d'orienter le déroulement du protocole, ainsi que de constater les résultats obtenus. Tous peuvent donc faire l'objet de tests intermédiaires, ce qui peut déboucher si nécessaire sur la réorientation du protocole en cours de route.

Le processus

Les différentes étapes

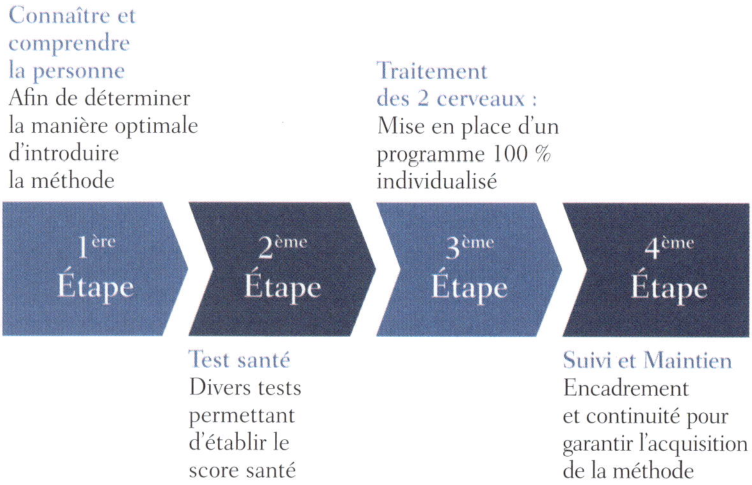

L'anamnèse

La prise de contact avec la personne accompagnée se fait le plus souvent au téléphone, mais la détermination fine de son état de santé commence concrètement par un entretien assez long, dit « anamnèse ». Les personnes répondent tout d'abord à un questionnaire de santé qui porte sur le fonctionnement des deux cerveaux. Il comporte bien entendu des questions sur les antécédents médicaux, sur les traitements médicamenteux et sur les événements médicaux survenus dans la famille, des demandes d'information sur les activités physiques actuelles et passées. C'est la seule et unique fois où nous parlons encore de maladie. Le questionnaire permet aussi de recueillir un grand nombre d'éléments sur le comportement nutritionnel et comporte enfin 40 questions additionnelles évaluatives.

En s'appuyant sur les réponses apportées par la personne à ce questionnaire, l'anamnèse est donc le premier contact essentiel qui permet de lancer la dynamique de la « vérité » sur la relation que la personne entretient avec son corps et sa santé dans ses dimensions somatiques, psychiques et sociales.

À partir de la situation présente et des événements passés, ces échanges ont pour but de savoir comment la personne ressent son état présent, et d'avoir une première idée de ses aspirations. L'anamnèse constitue un travail mutuel qui permet notamment de cerner les points sur lesquels les personnes nient, ignorent ou minorent d'éventuels symptômes. C'est notamment le cas lorsqu'il existe un syndrome ou une maladie chronique : de nombreuses personnes ont fini par considérer comme « normale » leur situation en raison de son caractère devenu habituel.

À l'inverse, il n'est pas rare que des personnes exagèrent l'importance de certains des désordres qu'elles ressentent. Cette tendance à l'hypocondrie n'est pas à négliger, car elle peut elle-même être un signe important de l'attitude psychologique de la personne.

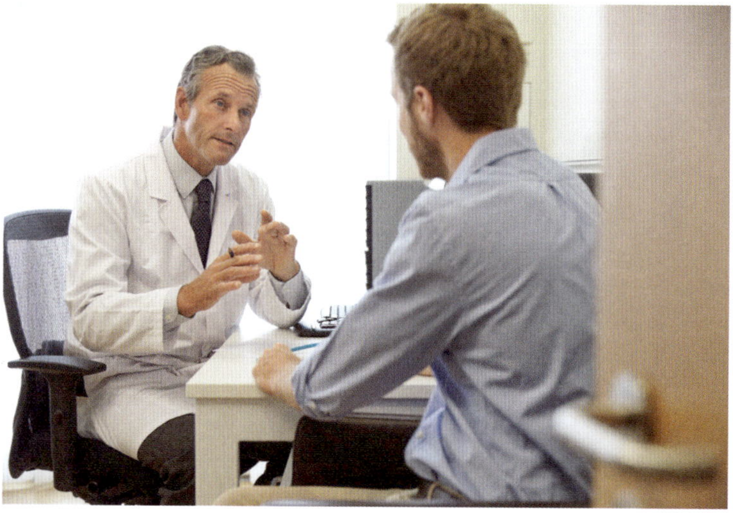

L'anamnèse est le point du départ du traitement.
Cet échange entre le soignant et la personne accompagnée établit la confiance et permet de transmettre des informations essentielles sur son état de santé actuel et passé.

L'anamnèse est le point de départ du traitement, mais elle n'est pas achevée pour autant lors du premier entretien. Elle se poursuit en fait au fur et à mesure de l'accompagnement, puisque les échanges continuent évidemment avec la personne. Bien souvent, la relation de confiance qui se développe avec le temps permet aux patients d'évoquer un peu plus tard des points qu'elles jugent plus intimes, et il arrive également que le partage de l'analyse des tests posturaux et biologiques soit l'occasion de découvrir un événement passé qui a tout simplement été omis ou oublié lors des premiers échanges.

La circulation de la parole entre le patient et le soignant est constante au cours du travail, puisque l'art de la santé consiste en une enquête menée à la fois par le patient et par le soignant. Au fil de ces échanges, la vérité de la situation évolue : cette évolution est tout à fait normale et signale le bon développement du processus. Ces échanges interpersonnels sont confrontés au calcul rationnel portant sur les éléments biologiques constatés objectivement. Ce sont ces deux éléments qui permettent de tracer les lignes de la meilleure formule pour le patient.

Un accompagnement vers l'autonomie

Le but de l'accompagnement qui suit est de rendre la personne autonome et de faire en sorte qu'elle sache s'adapter le mieux possible à son environnement, et en continu, comme le fait la vie. Pour ce faire, je m'inspire en particulier du travail de mon homonyme, le Pr Alain Golay, endocrinologue genevois et spécialiste de l'enseignement thérapeutique et co-auteur du *Guide d'éducation thérapeutique du patient* (Maloine, 2016) : son approche propose à chacun de s'appuyer sur les points forts de sa propre personnalité, sur ses ressources propres et sur celles que présente son entourage, ce qui suppose de prendre conscience, dans tous les cas, des atouts et des faiblesses.

Il s'agit alors de trouver avec le patient, toujours avec tact, les leviers personnels les plus intéressants à activer pour entrer dans la roue du changement : car améliorer sa propre santé suppose toujours de rompre avec un certain nombre d'habitudes. La connaissance des besoins personnels et interpersonnels est essentielle au succès de ce cheminement. Bien souvent, cela ne va pas sans quelques échecs transitoires, qu'il faut aborder posément afin d'aller au-delà des situations de déni et d'échec. Nous ne serons jamais parfaits, mais l'essentiel est d'aller de l'avant !

Il faut donc tenir compte des aptitudes, des possibilités et des ressources de chacun. De ce point de vue, bien souvent, les femmes apparaissent beaucoup plus franches et lucides en ce qui concerne leur santé et leur corps, ceci alors que de très nombreux hommes vivent dans un certain déni : ils consultent bien souvent moins et beaucoup plus tard qu'elles ne le font.

La beauté de notre travail d'accompagnant de santé réside très souvent dans la richesse des relations que nous avons le bonheur de pouvoir tisser. Que cela soit avec des enfants, des adultes ou des seniors, à chaque âge les problématiques sont différentes et appréhendées par chacun de manière unique et personnelle. L'accompagnement de personnes âgées est magnifique, d'abord parce qu'elles sont chaleureuses et remercient beaucoup les soignants pour le travail accompli, mais aussi parce qu'elles sont très ouvertes et évoquent facilement l'amour, la mort, et toutes les questions de la vie à la lumière de leur propre existence.

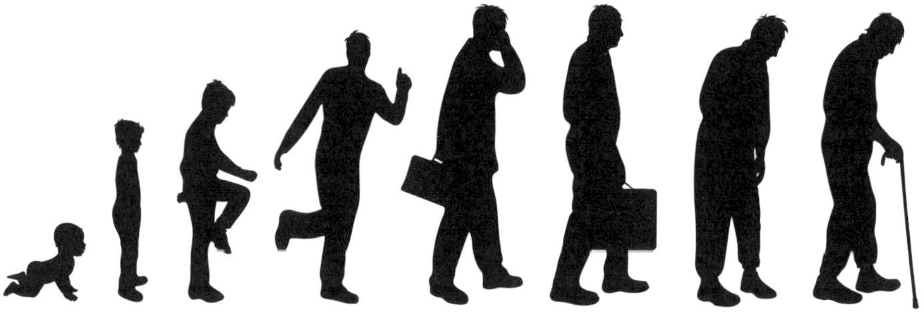

Les différents âges de la vie.
Tous sont propices à une santé optimale.

Les adolescents sont souvent dans des situations difficiles, parce qu'ils sont en proie à des jugements très durs sur leur vie et leurs environnements. De plus, à cet âge, on ne se soucie en général pas de sa santé future. Il est souvent difficile de leur faire emprunter le chemin de la santé, alors que leurs amis ne le font pas.

Par ailleurs, de nombreuses personnes qui arrivent à la cinquantaine sans avoir rencontré de problème particulier viennent aussi me voir. Elles songent à leur avancée en âge et souhaitent prendre soin d'elles, ce d'autant plus que certains membres de leur famille ou certains de leurs amis ont souvent déjà rencontré la maladie, voire quitté la vie. D'autres sont atteints d'une maladie chronique et veulent accéder à un traitement global de leur santé.

Une éthique exigeante du soin se dégage de la pratique de la salutogenèse. Du point de vue historique, le docteur est fondamentalement celui qui enseigne la santé, mais l'on sait aussi que lorsque l'on va mal, le premier médicament est le médecin lui-même. Même s'il tend à s'affaiblir, ce rôle traditionnel du médecin de famille reste irremplaçable. Il faut être conscient du pouvoir que le patient nous donne, pour ne pas en abuser et préserver vraiment son libre choix final.

Ce rôle positif est indispensable pour instaurer la relation de soin, mais il faut se méfier des patients qui « vont mieux » dès qu'ils sont en présence du soignant, parce que cela ne veut pas dire grand-chose. Il arrive que des patients déclarent aller mieux après leurs visites médicales pendant des décennies, ce qui ne les empêche pas de revenir voir leur médecin…

Le soignant doit être conscient que son geste n'apporte pas toujours une amélioration objective du point de vue biologique, mais qu'il est un interlocuteur très important pour celui qui vient le rencontrer, car il le rassure. Les mécanismes concrets qu'emprunte l'effet placebo pour améliorer la santé restent partiellement inconnus, mais il est certain que cela passe par ce que transmet la personne/personnalité du soignant. Je me refuse à prescrire des « placebos » à mes patients. Ce serait pour moi trahir leur confiance, or la confiance mutuelle est l'aspect le plus important de la relation thérapeutique. Il est également important de partager non seulement le succès, mais également les erreurs et les doutes que le soignant peut avoir.

Fondé sur ces principes, l'accompagnement est d'une durée très variable. Les cures au centre Lon[h]ea durent généralement d'une à cinq semaines, mais la prise en charge peut aussi être ambulatoire. Certains paramètres peuvent changer très rapidement, mais d'autres évolutions exigent du temps. En pratique, de nombreuses personnes cessent de consulter lorsqu'elles ont réglé certains problèmes, puis reviennent un peu plus tard, souvent sans même avoir rencontré d'autres obstacles.

Les indicateurs biologiques

En parallèle de l'aspect relationnel, qui est essentiel, la prise en charge s'appuie sur un certain nombre d'indicateurs biologiques et d'informations biomécaniques solides. Tous les procédés et appareils utilisés pour établir le « Score Santé » sont validés scientifiquement, bien que les résultats qu'ils permettent d'obtenir soient en général utilisés de façon différente en médecine allopathique. Au fil du temps et de l'évolution de la recherche, ces indicateurs pourront bien entendu évoluer, mais tous permettent d'appréhender la situation et de travailler directement avec la personne accompagnée. Les cinq grands types d'indicateurs que j'utilise actuellement visent à évaluer objectivement le fonctionnement des deux cerveaux et permettent finalement de calculer un « Score Santé » individuel.

Le système nerveux autonome

Les premiers tests pratiqués visent à mesurer, non pas le rythme, mais la variabilité du rythme cardiaque. Les battements du cœur sont régulés automatiquement par le système nerveux autonome. Les médecins et les sportifs mesurent le rythme cardiaque, mais en fait, un cœur qui bat à 60 pulsations par minute ne se contracte pas strictement chaque seconde : il existe de petits écarts qui deviennent significatifs au-delà de certaines valeurs.

Le cardiofréquencemètre mesure les variations du rythme cardiaque entre deux pulsations. Plus la variabilité cardiaque est grande, plus le système parasympathique est actif. Elle est au contraire moindre si l'activité du système sympathique l'emporte. Il est ainsi possible d'évaluer l'équilibre entre les deux systèmes, et de caractériser l'activité du système nerveux autonome. Cet appareil peut être porté quelques minutes, pendant une nuit ou durant 24 heures par le patient et permet de détecter les moments de prédominance des systèmes sympathique et parasympathique selon les moments de la journée (voir p. 77).

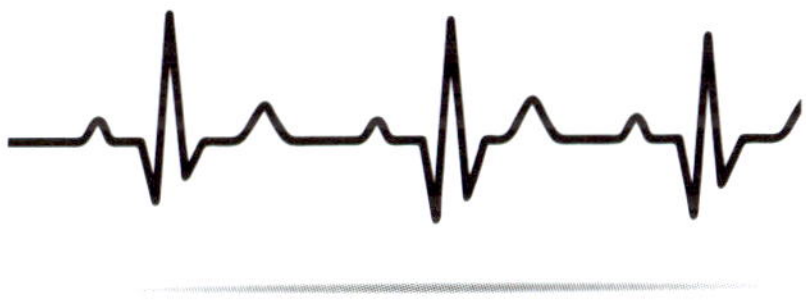

Globalement, ce test mesure donc la capacité individuelle de récupération, et éclaire aussi sur la qualité du sommeil, qui, selon l'état de santé, peut être plus ou moins réparateur. Il donne lieu à l'établissement de plusieurs indices.

Un test d'effort est également pratiqué et analysé, en particulier pour identifier l'amplitude cardiaque.

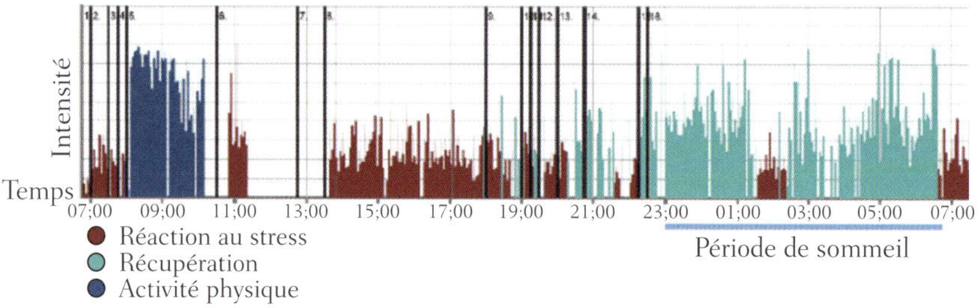

Diagrammes firstbeat d'enregistrement de 24 h 00

En deuxième lieu, des *mesures de la force du diaphragme et des autres muscles inspiratoires* sont réalisées : ce deuxième grand indicateur de santé est essentiel pour évaluer la relation entre le cerveau digestif et le cerveau reptilien, parce que le diaphragme est l'interface entre ces deux cerveaux. D'autre part, l'activation des muscles inspiratoires stimule uniquement le système sympathique, et est à ce titre un moyen d'agir sur ce système (voir schéma p. 81).

Enfin, *la thermographie infrarouge* complète les deux examens précédents, car elle permet de mesurer l'activité sympathique au niveau de l'appareil locomoteur en repérant finement les écarts de température à la surface du corps. Concrètement, l'activation du système sympathique n'est en effet pas homogène dans l'ensemble du corps. Plus son activité est forte et plus les artérioles sont contractées : du fait d'un moindre apport de sang provenant du centre du corps, ces zones plus activées par le système nerveux sympathique seront plus froides que les autres, et inversement. La thermographie infrarouge permet donc de dresser une carte des zones sur-vascularisées et sous vascularisées, et d'évaluer ainsi l'activité du système nerveux sympathique cutané par grandes zones.

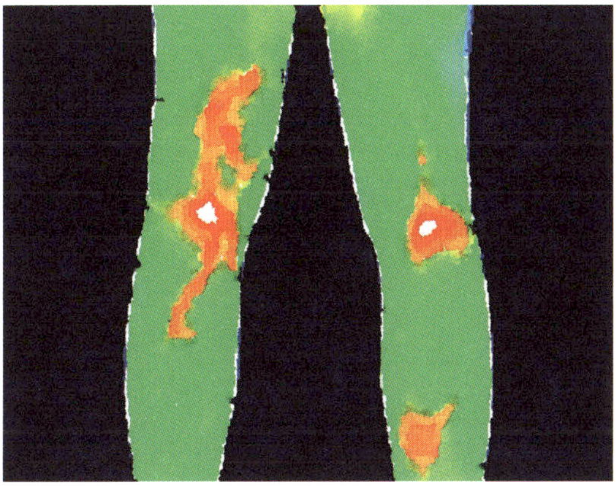

Photographie infrarouge des membres inférieurs.
Cet examen permet de détecter l'activité du système nerveux sympathique selon les zones du corps.

Cet examen permet d'orienter les gestes de santé pour stimuler l'activation ou la ralentir. En confrontant la carte du corps qu'elle permet d'établir avec le diagnostic Neurocom (voir ci-après), la thermographie infrarouge apporte beaucoup pour orienter les traitements manuels (voir p. 153 et suiv.). Cette mise en relation est indispensable, parce que l'interprétation de la carte infrarouge peut être délicate : en effet, le système sympathique peut intervenir pour agir, mais aussi pour réagir. Il faut analyser la situation globale pour concevoir les gestes correctifs, et surtout, effectuer un suivi après le début de l'action thérapeutique pour être certain que la première interprétation a été la bonne.

L'évaluation de la posture

L'évaluation posturale est effectuée par l'appareil Neurocom, qui permet d'obtenir une posturographie très détaillée par ordinateur. Cette posturographie vise à expliciter de quelle façon le patient maintient sa posture debout en équilibre, la qualité de cette fonction vitale permet de prédire l'espérance de vie. Se tenir debout est une aptitude qui peut sembler simple, mais qui repose en réalité sur des fonctions et des mécanismes très complexes. De plus, le bon fonctionnement du système de l'équilibre permet à l'individu de continuer à percevoir son environnement lorsque son corps est en mouvement, et par conséquent de s'orienter dans l'espace tout en maintenant le centre de gravité de son corps au-dessus de ses appuis.

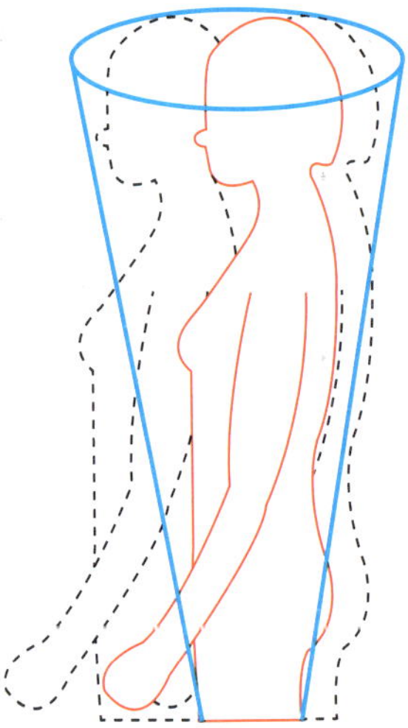

Oscillation spontanée du corps en station debout.
Le maintien de cette station est une fonction vitale et ses caractéristiques individuelles sont un indicateur essentiel de l'état de santé.

Pour maintenir l'équilibre du corps, le cerveau intègre de très nombreuses informations qui proviennent des capteurs musculo-articulaires, de la vue et du système vestibulaire de l'oreille interne. Ces trois éléments sont ainsi des indicateurs fondamentaux du fonctionnement du système nerveux et en particulier du cervelet : cette région cervicale relativement autonome située en bas et en arrière du cerveau a, en effet, pour rôle de réguler la posture, le mouvement et l'équilibre à partir de ces trois sources d'informations.

L'appareil Neurocom a été conçu par la NASA pour étudier les modifications de la posture des astronautes avant leur départ et après leur séjour en apesanteur. Ses tests ont été validés scientifiquement et les mesures obtenues sont comparées aux normes établies en fonction des groupes d'âge et d'autres paramètres. Il en existe actuellement quelques exemplaires en Europe. Cet appareil permet d'évaluer la capacité du cerveau à percevoir et à traiter ces informations à partir de la mesure des vitesses de l'oscillation de la personne en posture debout, qui trace une légère ellipse.

Ce test montre que, bien souvent, une personne qui se plaint de douleurs dorsales présente en fait des dysfonctionnements de l'oreille interne, de la proprioception, de la position des jambes, etc. Les mesures précises effectuées grâce à l'appareil Neurocom permettent ainsi d'objectiver le diagnostic réalisé *de visu*. D'autres tests sont pratiqués ensuite : les personnes pratiquent plusieurs exercices, qui permettent d'évaluer la façon dont le cerveau oriente les actes moteurs en fonction de l'information sensorielle qu'il reçoit. Il résulte de l'ensemble de ces tests un score « Équilibre », qui est l'un des indicateurs principaux du « Score Santé ».

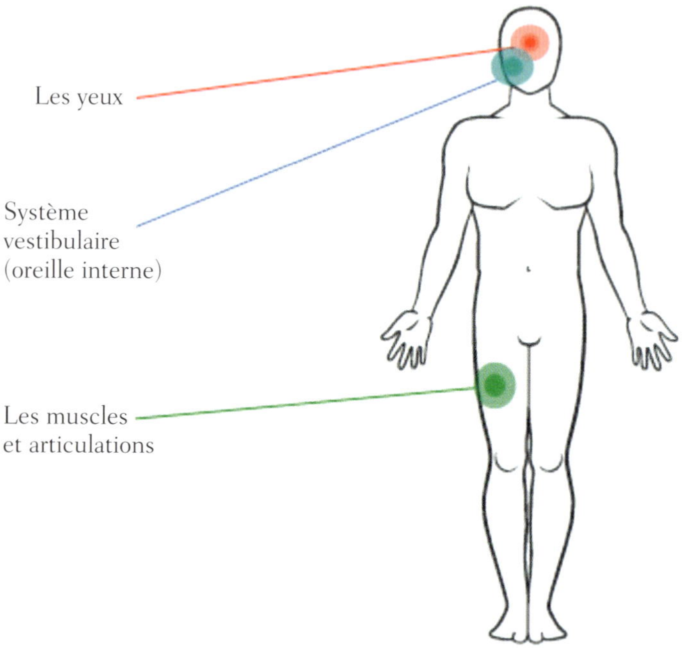

Les informations traitées par le cerveau
pour assurer le maintien de la posture et la coordination des mouvements proviennent des yeux, du système vestibulaire et des capteurs situés dans les muscles et les articulations.

Dans le cadre du traitement, j'utilise ensuite toutes ces informations pour concevoir des programmes d'activité physique adaptés aux situations individuelles : force, équilibre, stretching, gainage, renforcement précis de tels ou tels muscles.

Mesurer le fonctionnement du cerveau digestif

La santé du cerveau digestif est d'abord évaluée par le questionnaire de santé, qui permet d'obtenir des informations sur le fonctionnement des différentes portions du tube digestif. Un certain nombre de conclusions portant, par exemple, sur les risques d'hypoglycémie (résistance à l'insuline), sur la production des neurotransmetteurs, etc., sont déjà éclairées par les réponses précédentes au questionnaire et grâce à l'anamnèse.

Ces conclusions d'étape sont confrontées aux tests biologiques pratiqués dans un deuxième temps. Ils permettent d'évaluer le niveau inflammatoire général du corps et plus particulièrement l'inflammation digestive, à travers la mesure de la concentration sanguine en CRP+*. Des examens sanguins visent à sonder la capacité de production énergétique du corps, ainsi que la capacité de celui-ci à produire les neurotransmetteurs du cerveau.

Des mesures concernent le profil des acides gras, en déterminant la proportion entre acides Oméga-3 et acides Oméga-6. D'autres analyses biologiques ont pour but de mesurer le niveau de stress oxydant et d'autres aptitudes métaboliques de la personne, ce qui permet notamment de cibler les risques de diabète de type 2.

Dans un certain nombre de cas, des tests complémentaires peuvent aussi être pratiqués sur les urines afin de disposer d'une vision plus large de la flore intestinale. Certains de ces tests ont pour objectif d'évaluer une éventuelle perméabilité intestinale, c'est-à-dire la mauvaise intégrité des jonctions serrées (voir p. 87). Enfin, tout au long du processus, nous parlons aussi beaucoup des selles : leur consistance, leur couleur, leur odeur, leur flottabilité, etc. Cette source d'information est essentielle pour évaluer l'évolution du microbiote intestinal.

Synthèse : le « Score Santé », point de départ du processus

Le « Score Santé », qui est évalué sur une échelle de 0 à 100, regroupe les indicateurs évoqués auparavant, qui donnent lieu à l'établissement de 27 variables. La personne est en bonne santé si son score dépasse 70. Dans le cas contraire, il est probable, voire très probable, que des problèmes soient déjà apparus. Mais, dans tous les cas, le travail consiste à améliorer le score, quel qu'il soit.

Le « Score Santé » individuel est détaillé en sous-scores : stress oxydant, inflammation digestive, fonction cerveau, santé générale. Dans tous les cas, je le présente et je l'explique à la personne qui est en face de moi. Ce score est établi au départ du processus, puis mesuré à nouveau au fil de l'avancée de la personne. Au départ, le traitement est ciblé sur le facteur le plus faible afin de relancer le cercle vertueux de la santé de la personne : en effet, agir sur un premier facteur permet d'améliorer l'ensemble de son score dès lors que l'on a analysé les relations entre les différentes variables. Si la priorité dégagée initialement n'était pas la bonne, les tests réalisés régulièrement permettent de le constater, on peut alors changer de voie, établir une autre priorité, etc.

C'est sur la base du score et des aptitudes de chaque personne que le processus est conçu de façon individuelle. Dans tous les cas, il est possible d'agir dans le bon sens au travers de l'action sur l'alimentation, des activités physiques et de la thérapie manuelle. Globalement, le traitement a pour but d'alléger la charge allostatique supportée par la personne, et donc de la ramener à l'état de santé qui prévaudrait dans un environnement correct (y compris du point de vue de la mobilité du corps).

Dans ce cadre, l'approche proposée à chacun sera différente, même avec un « Score Santé » identique au départ. Il est en effet strictement indispensable de tenir compte des souhaits, des aptitudes et de la personnalité de celui ou celle que l'on prétend accompagner, point que j'aborde aussi dans la conclusion de ce livre.

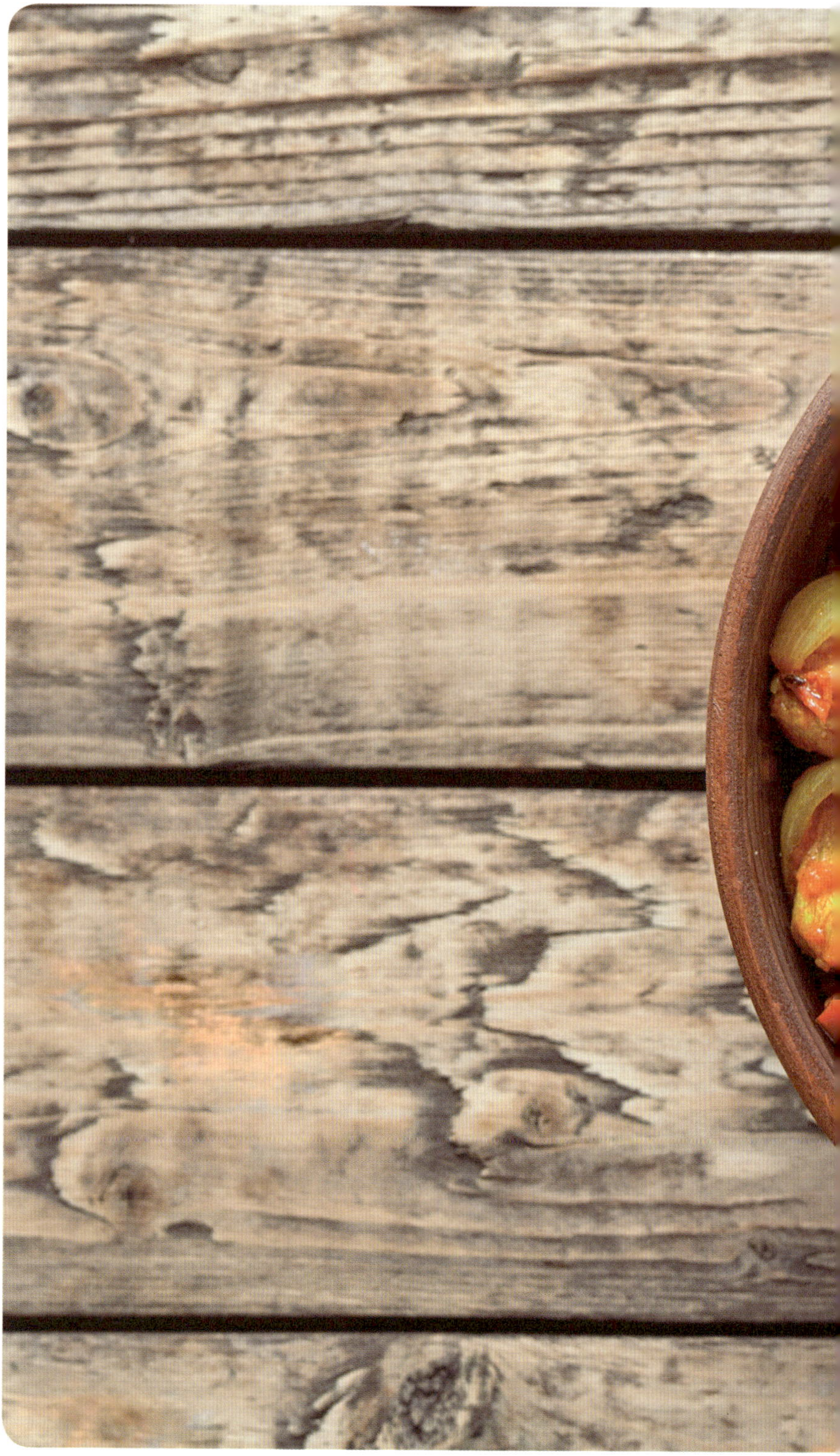

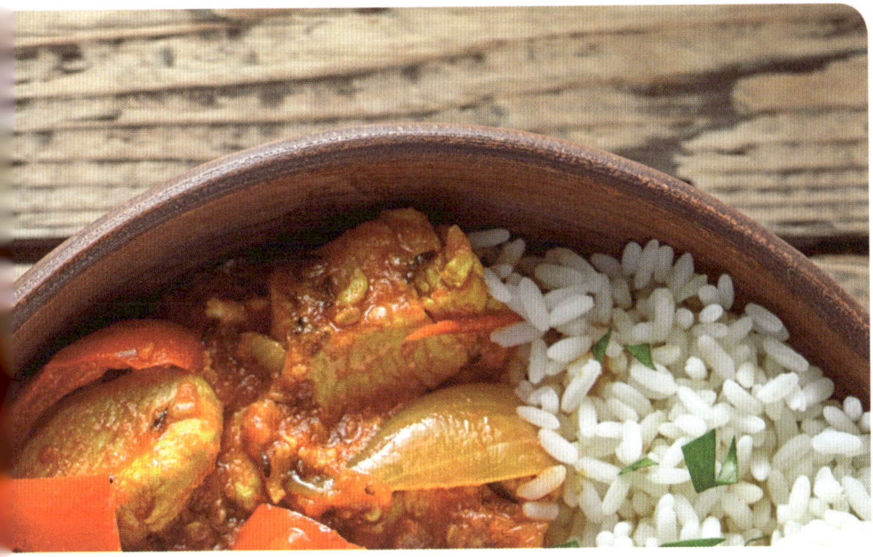

5. Une alimentation salutaire

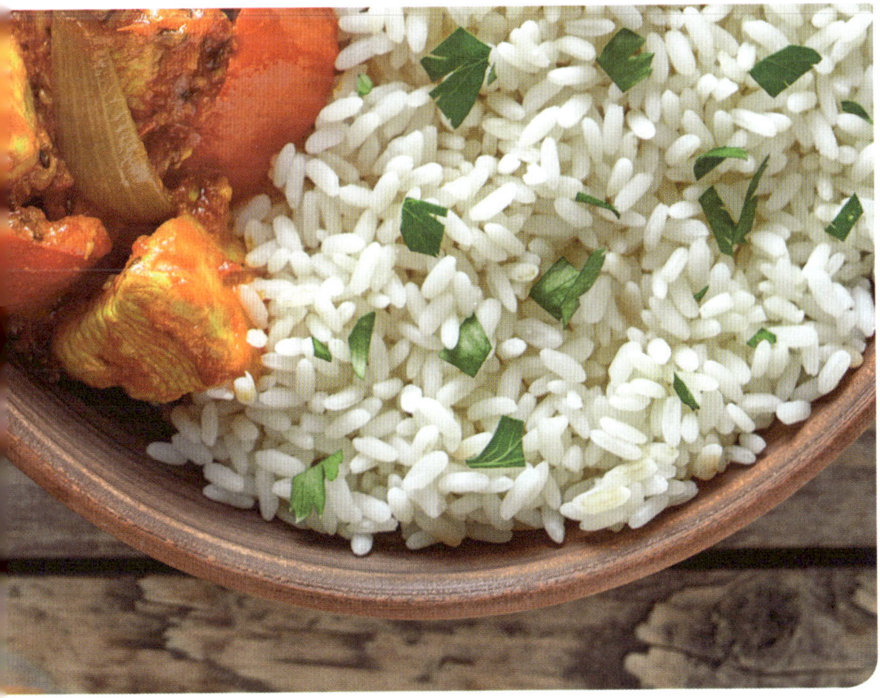

Agir sur l'alimentation concerne l'ensemble de mes patients. Cette action est stratégique, car à travers la flore intestinale, les aliments ont pour rôle d'apporter à la fois l'énergie et les substances non énergétiques indispensables à un bon métabolisme. L'énergie est fournie par les macronutriments – protéines, lipides et glucides – qui interviennent aussi dans d'autres fonctions essentielles. La partie la plus importante de l'alimentation est cependant celle qui apporte les micronutriments (vitamines, antioxydants et minéraux) indispensables pour le maintien d'un environnement intérieur optimal. Les fibres alimentaires sont enfin cruciales pour la santé de la flore intestinale, donc pour la nôtre. Compte tenu de ces principes, rien n'est interdit : l'alimentation de base s'inspirera d'un régime crétois légèrement modifié et évitera le plus possible les éléments toxiques de l'alimentation contemporaine.

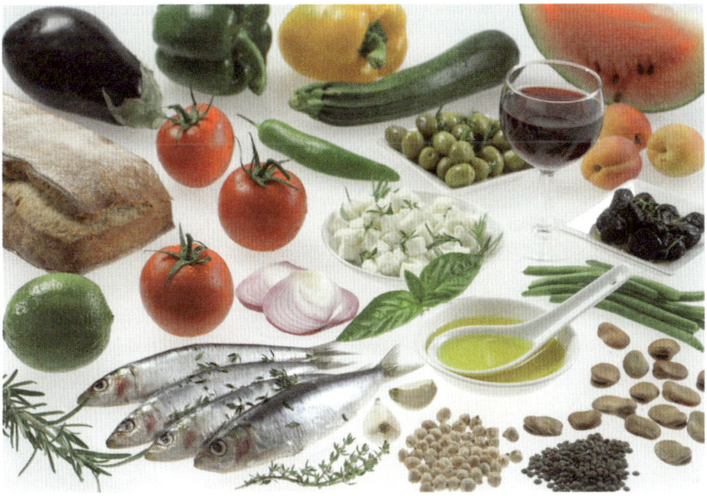

La modification de l'alimentation est l'un des deux piliers de la méthode clinique de la salutogenèse. Le rôle de l'alimentation consiste à apporter à l'organisme l'énergie et l'ensemble des substances dont il a besoin pour fonctionner correctement. Pour cela, il faut à la fois apporter les nutriments dont l'organisme a directement besoin et ceux qui permettent de nourrir notre flore intestinale et d'assurer sa diversité. En effet, nous avons déjà vu que nous nous nourrissons de 50 % à 70 % des nutriments que produisent nos bactéries intestinales : le contenu de notre assiette n'est donc pas ce que nous mangeons, puisqu'il est modifié par notre microbiote.

Les graves limites de la diététique conventionnelle

Actuellement, la diététique conventionnelle est entièrement tournée sur la composition des repas et s'intéresse essentiellement à la répartition calorique de l'alimentation entre les protéines, les lipides et les glucides. Elle considère encore presque toujours que les fibres contenues dans les légumes et dans les céréales n'apportent aucune calorie* et qu'elles jouent essentiellement un rôle de facilitateur du transit intestinal.

C'est une grave erreur, parce que nos bactéries entériques consomment ces fibres et les transforment en déchets (des acides gras à courtes chaînes). Ainsi, celui qui s'impose un régime de viande grillée et de salade pour perdre du poids ingère donc finalement des lipides et des protéines : manger une grosse salade apporte ainsi de très nombreuses calories.

Certaines bactéries transforment aussi des sucres en lipides ou en d'autres sucres.

Le contenu de l'assiette n'est donc pas important en première analyse, et l'apport calorique calculé à partir de ce contenu n'a aucune signification en tant que tel. Selon le microbiote des individus, les nutriments qui traverseront la paroi de l'intestin différeront : deux personnes qui mangent un même plat de morue n'en retireront pas les mêmes nutriments, puisque leurs flores intestinales ne sont pas identiques.

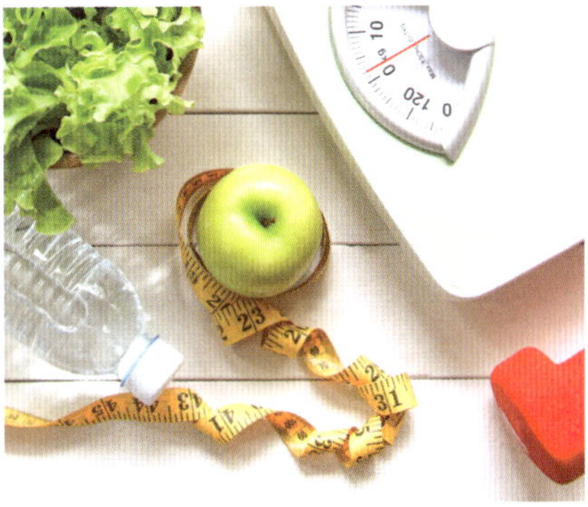

C'est pourquoi il faut se méfier des régimes restrictifs : ils contribuent le plus souvent à aggraver l'état de santé général, qui est la véritable cause d'un éventuel surpoids.

Qu'il soit trop important ou trop faible, le poids de la personne n'est pas un problème en soi, bien qu'il soit un signe de grande importance : la régulation du poids et de l'appétit dépend beaucoup de la nature de la flore intestinale (voir p. 71).

Favoriser la diversité de la flore intestinale

En vérité, personne ne sait vraiment quelle est la valeur énergétique des repas après leur digestion, puisque tout se joue dans la composition de la flore. Or, les bactéries sont nourries par les fibres. Elles consomment aussi presque tout ce qu'on leur apporte et en restituent les nutriments à la paroi de l'intestin, mais les nutriments produits diffèrent selon les familles de bactéries en présence. Certaines bactéries peuvent consommer différents types d'aliments, et également s'alimenter à partir des déchets produits par d'autres bactéries présentes dans l'intestin.

Cette vie microbienne et ces transformations biochimiques sont si complexes que personne ne saisit véritablement ce qui se joue dans l'intestin. Un millier d'espèces de micro-organismes cohabitent dans notre ventre. On commence à identifier le comportement de certaines familles de bactéries, mais la notion même d'espèce bactérienne est parfois difficile à cerner, et il faut aussi tenir compte des différences qui existent entre les souches* bactériennes. Ainsi, pour la famille *lactobacillus*, l'espèce *gaseri* compte plusieurs centaines de souches : la souche 220 ne présente pas les mêmes caractéristiques que la souche 122, et ainsi de suite.

La diversité du microbiote intestinal est donc potentiellement colossale, mais elle est en forte baisse chez de très nombreuses personnes, et ceci dans le monde entier. Bien souvent, une ou plusieurs familles de bactéries l'emportent sur les autres, parce que leur milieu de vie est lui-même déséquilibré. Ainsi, un régime sans sucre pénalise les bactéries de fermentation au profit des espèces à putréfaction, qui prolifèrent à leurs dépens.

Les principales causes de ces déséquilibres bactériens sont l'insuffisance de la variété de l'alimentation, mais aussi l'usage répété des antibiotiques et la présence de nombreux xénobiotiques dans ce que nous ingérons. Les antibiotiques à large spectre sont particulièrement délétères quand ils sont absorbés par un organisme jeune (enfant en bas âge). Et, même si nous n'utilisons pas d'antibiotiques à des fins médicales, nous en mangeons sans le savoir en consommant de la viande : 80 % de la production mondiale d'antibiotiques sont destinés à l'élevage. Nous les ingérons donc en consommant la viande d'élevage.

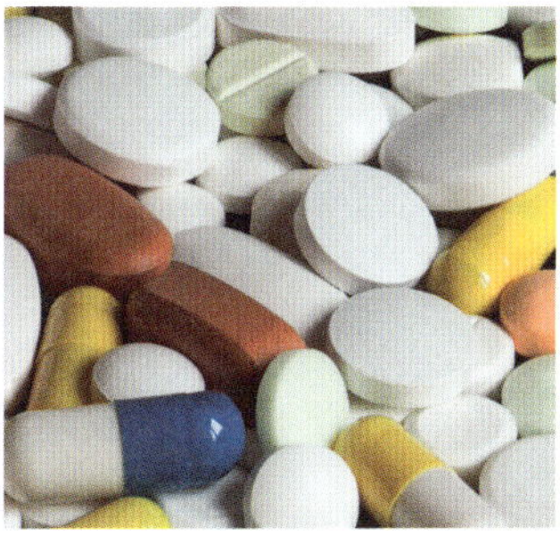

Utilisés comme pansements gastriques contre les douleurs ou les renvois, les médicaments du type Inhibiteurs de pompe à protons (IPP) jouent aussi un rôle très nuisible pour la flore du tube digestif.

Notre flore est aussi souvent appauvrie en raison d'une consommation insuffisante de fibres : nous le verrons, elles sont pourtant le principal aliment de nos bactéries. Elles proviennent des légumes, des légumineuses et des céréales complètes, qui ne sont guère présentes dans l'alimentation courante… Par ailleurs, par définition, les pesticides et les xénobiotiques divers sont néfastes pour la vie, et en particulier pour les bactéries. Or, ils sont très présents dans l'alimentation standardisée, tout comme les métaux lourds, face auxquels elles sont particulièrement fragiles.

En parallèle de leur rôle de production des nutriments, les bactéries jouent en effet un rôle très important pour éliminer un certain nombre d'éléments toxiques présents dans notre alimentation. Le sacrifice de certaines de nos bactéries est un moyen de protection et joue le rôle d'un système tampon entre notre organisme et notre environnement.

Ainsi, un *lactobacillus* absorbe quatre atomes de mercure (métal lourd) avant de mourir, son cadavre étant éliminé par les selles. Le meilleur moyen de se protéger contre les métaux lourds est donc de posséder une flore intestinale en pleine forme, qui comprend des souches multiples de *lactobacillus*. Ces souches variées se trouvent dans les produits fermentés : bière naturelle, choucroute et autres produits lactofermentés. Nous savons, par ailleurs, que l'élimination des déchets par la peau et par les poumons dépend elle aussi de la flore qu'ils hébergent.

Dans une logique comparable, les consommateurs de lait cru sont beaucoup moins intolérants au lactose que les autres personnes, car ce lait contient les bactéries qui permettent de le digérer…

La clé de la santé est donc simple : la diversité. L'art de l'alimentation ressemble dès lors et de plus en plus à une bonne gestion écologique. Nous savons que les écosystèmes sont d'autant plus stables que le nombre d'espèces qu'ils accueillent est important, et que cette richesse est capitale lorsqu'il s'agit de s'adapter aux modifications qui peuvent survenir dans le milieu. De la même façon, il faut pour rester en bonne santé cultiver la différence en nous, en nourrissant toutes nos bactéries. Cela suppose d'adopter un régime diversifié pour favoriser la présence de leurs différentes familles et pour qu'elles puissent se reproduire sans cesse pour compenser la mortalité liée aux produits toxiques en provenance de l'environnement.

Compte tenu de la complexité des phénomènes à l'œuvre et de la variété des profils de santé, il n'existe donc pas de régime unique idéal. En revanche, compte tenu du principe de diversité qui prévaut, aucun aliment sain n'est interdit ! Il faut en revanche éviter le plus possible, voire bannir, les aliments industriels trop raffinés, trop salés, mal cuits, très chargés en substances xénobiotiques et très pauvres en fibres alimentaires.

Selon les habitudes de départ, l'âge et les activités physiques de la personne, mais aussi ses goûts, l'accompagnement sur les modifications de l'alimentation est effectué au cas par cas. Mais cela n'empêche pas qu'il existe un certain nombre de principes communs reposant sur les phénomènes essentiels qui président à la santé : vous trouverez ci-après une description des grands groupes d'aliments et de leur rôle salutogénésique.

Les macronutriments

Les macronutriments constituent avec les fibres alimentaires la quasi-totalité du poids de nos assiettes. Ils apportent l'énergie à notre organisme, mais remplissent aussi d'autres fonctions fondamentales pour notre métabolisme.

Les protéines

Hormis l'eau, qui représente selon les âges et le sexe de 55 % à 75 % de notre masse corporelle, les protéines sont les principales molécules présentes dans le corps humain. Elles sont indispensables pour la croissance et le fonctionnement du corps humain, puisqu'elles font partie des constituants de toutes nos cellules et sont présentes partout. Pour un adulte, les besoins sont de l'ordre de 1,1 g/kg, et ils peuvent atteindre jusqu'à 1,5 g/kg en période de croissance.

Les protéines sont composées d'acides aminés, qui sont les précurseurs* des acides nucléiques*, des co-enzymes*, des hormones et des neurotransmetteurs. Elles sont aussi les seuls nutriments qui contiennent de l'azote, que notre corps élimine quotidiennement essentiellement par les urines.

Il existe une vingtaine d'acides aminés. Notre corps est incapable de synthétiser huit d'entre eux qui sont donc appelés *acides aminés essentiels* et qui proviennent nécessairement de la nourriture. Les protéines sont présentes dans les aliments végétaux et animaux, mais les différents acides aminés ne sont pas présents dans les mêmes proportions dans les protéines végétales et animales. De façon générale, les protéines doivent provenir à part sensiblement égale de ces deux sources pour obtenir un apport équilibré.

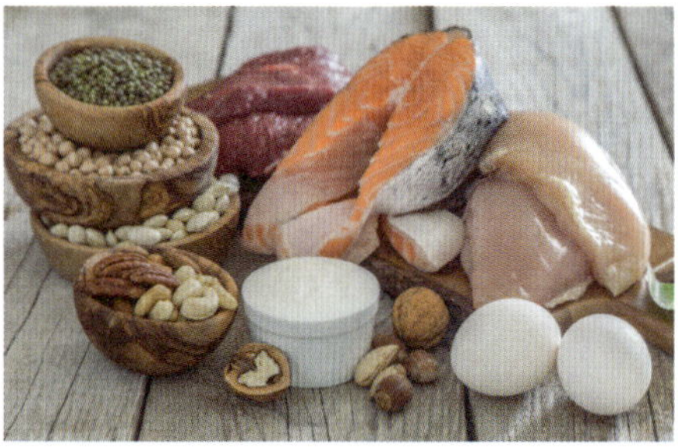

Les lipides

Les lipides regroupent une vaste famille de molécules qui proviennent des tissus des animaux et des végétaux. Les lipides sont les constituants des graisses, qui ont depuis des décennies très mauvaise presse, y compris dans de nombreuses publications médicales qui leur ont déclaré la guerre et qui ont soutenu des régimes pauvres en lipides. Cette véritable mode nous a éloignés du chemin de la santé en nous empêchant d'apporter les bons lipides à nos organismes.

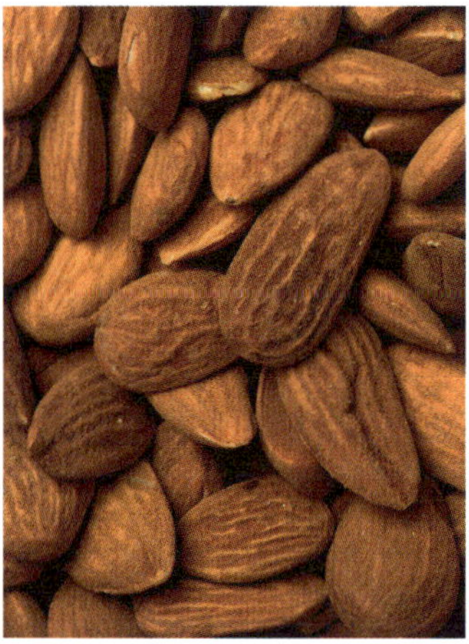

Les lipides de notre alimentation sont en effet la source de deux acides gras essentiels que le corps ne sait pas fabriquer lui-même : l'acide alpha-linoléique (un acide gras Oméga-3) et l'acide linoléique (un Oméga-6). D'autres acides gras sont aussi indispensables lors de la croissance ou lorsque certaines pathologies surviennent.

Les familles d'acides gras polyinsaturés Oméga-6 et les Oméga-3 proviennent surtout des plantes et des poissons et jouent un rôle clé pour le fonctionnement du cerveau, de la vue et du système immunitaire. Les Omégas-3 sont strictement indispensables pour le métabolisme des cellules et des membranes, pour la protection du système cardiovasculaire et le fonctionnement du cœur, tout comme pour le maintien de la pression sanguine et du taux de triglycérides dans le sang.

Plus encore que le taux de cholestérol, l'indice Omégas-3 est certainement le principal indicateur de maladies cardiovasculaires. Au-delà de 8 %, celle-ci est optimale. Des études considèrent par ailleurs que la haute concentration en Omégas-3 ralentit le vieillissement cellulaire.

Le rapport Oméga-6/Oméga-3 a également été démontré comme prépondérant pour se maintenir en bonne santé. La mode des produits *light* a consisté depuis une trentaine d'années à chasser toutes les graisses de notre alimentation. Les mauvaises graisses, mais également les bonnes, ont ainsi énormément diminué. La composition de l'alimentation agro-industrielle contemporaine a énormément déséquilibré le ratio Omégas-6/Omégas-3, en particulier en raison de notre consommation d'œufs et de viande, qui contiennent des doses massives d'Omégas-6 conséquentes du recours au maïs dans l'alimentation animale. La qualité des viandes, laits,

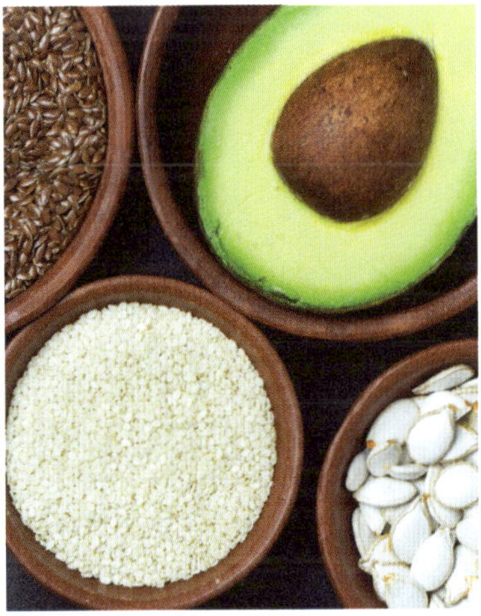

œufs ou fromages que nous consommons dépend directement de l'alimentation et de la qualité du microbiote des animaux concernés, comme chez l'humain.

Les pratiques actuelles de l'élevage accentuent ce phénomène, par la programmation des inséminations qui amène les vaches à vêler à l'automne et non au printemps : durant l'hiver et le printemps, les vaches consomment du foin et du maïs, qui sont riches en Omégas-6, lesquels se retrouvent dans leur viande et donc dans celle de leurs veaux. Si nous avions conservé les façons de faire de l'agriculture traditionnelle, les veaux naîtraient au printemps, et leur viande serait riche en Omégas-3, puisque les vaches sont au pré à cette période. L'herbe du printemps est riche en Omégas-3, celle de la fin de l'été est riche en Omégas-6. Les Omégas-3 activent la consommation des graisses et le métabolisme en général. Les Omégas-6 sont aux contraires liés à la prise de poids et aux diminutions des activités métaboliques et cognitives.

Durant des millénaires, les montagnards ont consommé essentiellement des produits d'origine animale – lait, fromage, viande, et quelques poissons d'eau douce –, mais ils ne manquaient pas d'Omégas-3, parce que les vaches et les brebis

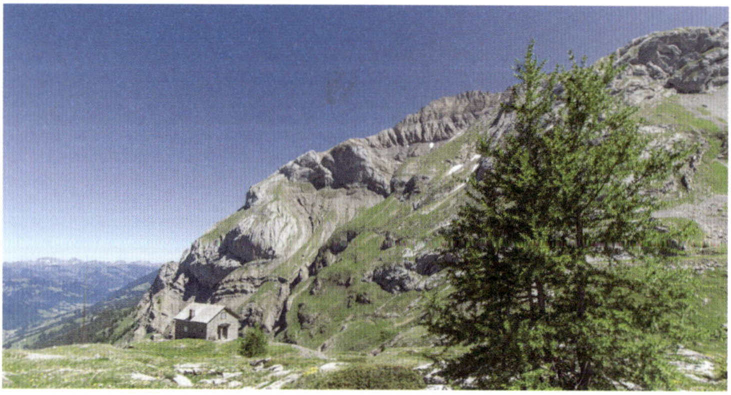

mangeaient de l'herbe. Il faut donc que nous nous tournions le plus possible vers la consommation de produits issus d'animaux non nourris au maïs.

À cet égard, la meilleure viande est issue des animaux chassés, et non élevés. Le mouton et l'agneau sont aussi intéressants, car ils proviennent en général de l'élevage extensif. Au quotidien, nous pouvons avant tout aisément enrichir notre alimentation en Omégas-3 en optant pour les huiles de noix, de lin et de colza et pour les poissons gras. Par ailleurs, on favorisera les petits poissons et non les prédateurs, qui concentrent les substances toxiques et les métaux lourds présents dans les chaînes alimentaires marines.

Le cycle de vie de la marmotte

Les marmottes sortent de leur hibernation au printemps et se ruent alors sur l'herbe tendre qui foisonne dans les prairies d'altitude, et qui contient 70 % d'Omégas-3 contre 30 % d'Omégas 6. À cette période, les marmottes dorment très peu et sont très actives, y compris sexuellement.
À partir du mois de juillet, les graminées produisent leurs graines pour préparer à leur tour leur reproduction : ces graines sont saturées en Omégas-6. Les marmottes les rongent, et prennent alors du poids en graisse. L'évolution de l'alimentation modifie la flore de ces rongeurs, ce qui active leur patrimoine génétique : leur métabolisme ralentit et elles passent de plus en plus de temps à dormir avant d'entrer en hibernation.
Le principe est le même pour les ours et pour les autres animaux qui hibernent : de façon cohérente avec leur programme génétique, l'évolution de leur milieu interne au cours de l'année suit celle de leur milieu de vie et est donc fondamentale pour leurs cycles comportementaux.

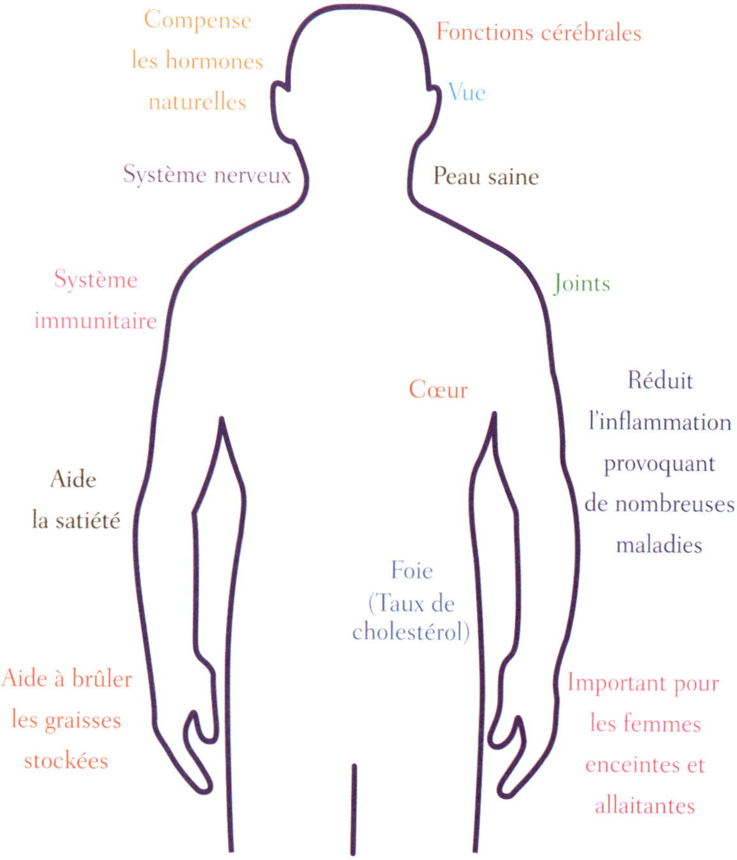

Les grands bénéfices des acides gras Omégas-3 pour la santé.

Les glucides

Les glucides constituent une vaste famille de molécules organiques qui ont pour rôle essentiel de stocker l'énergie dans le corps humain, essentiellement sous la forme de glucose. Les saccharides et leurs dérivés jouent aussi – entre autres fonctions – un rôle clé pour le système immunitaire, la fertilité ou encore la prévention de la pathogenèse.

Les glucides peuvent être « complexes » (amidon présent dans les céréales, le pain, les pâtes, etc.) ou « simples » (sucres des desserts, par exemple). Ils proviennent des fruits, des pois, des pommes de terre, du riz, des céréales, des aliments sucrés.

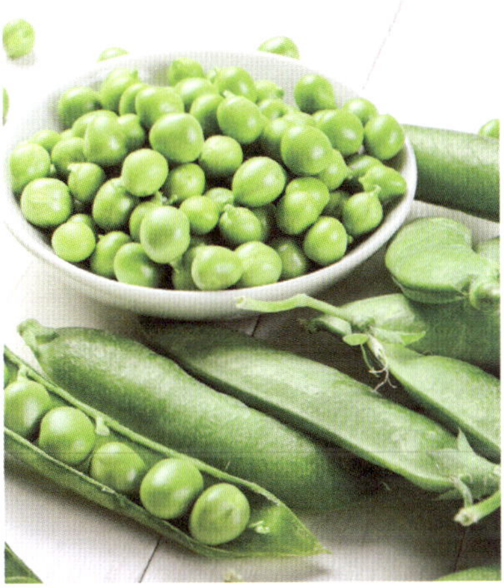

Comme les graisses (lipides), les sucres ont mauvaise presse, mais ils ne posent pas de problème particulier si la flore intestinale est en bonne santé et si les jonctions serrées de l'intestin sont intactes.

Il faut éviter de consommer trop de sucres simples : les glucides les plus favorables à la santé sont les glucides complexes dits aussi sucres lents, ce d'autant plus qu'ils sont souvent accompagnés de fibres alimentaires (voir ci-dessous) s'ils n'ont pas été raffinés de façon industrielle.

Les micronutriments

Les micronutriments représentent une part minime de notre nourriture et n'apportent pas d'énergie à notre corps, mais ils sont indispensables, en petites quantités, à un très grand nombre de fonctions physiologiques. Ce sont des éléments nécessaires à notre santé !

Les vitamines

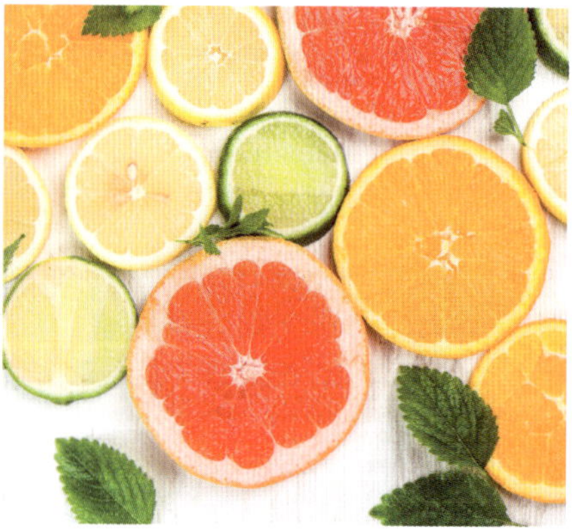

Les vitamines sont nécessaires à la vie. Elles interviennent en association avec d'autres substances chimiques et les cofacteurs indispensables pour assurer le bon fonctionnement du métabolisme. La plupart des vitamines B interviennent en tant que précurseurs[Y] de coenzymes indispensables à la synthèse d'enzymes* ou d'hormones*. D'autres vitamines jouent le rôle d'hormones ou d'antioxydants*.

Treize vitamines nous sont essentielles. Une partie est soluble dans l'eau : elles doivent être renouvelées régulièrement, car les vitamines non utilisées sont ainsi presque toutes éliminées par les urines. Les quatre vitamines solubles dans les lipides sont stockées dans les tissus gras de l'organisme. Il faut noter que les vitamines K, B8 et B12 sont en partie synthétisées par les bactéries entériques et que la vitamine D peut, quant à elle, être fabriquée par la peau.

Les différentes vitamines proviennent d'aliments très variés d'origines végétale et animale : la clé d'un apport complet et suffisant en vitamines consiste en une alimentation, elle aussi, très variée et à favoriser des modes de cuisson à basse température.

Les antioxydants

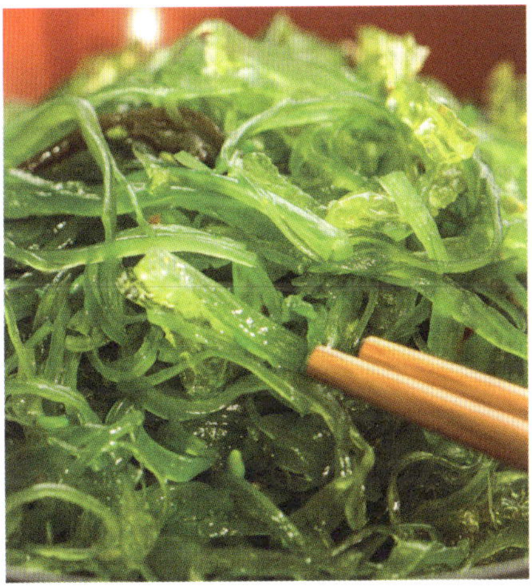

Les antioxydants sont cruciaux pour la santé, car ils permettent de lutter contre le stress oxydatif (voir p. 66 et suiv.), donc de stabiliser les membranes des cellules, de prévenir les inflammations et de garantir l'intégrité de la muqueuse intestinale. Les vitamines A, C et E ne représentent qu'une partie des antioxydants en provenance de notre alimentation.

Les principaux antioxydants sont les caroténoïdes, des pigments organiques provenant des organismes photosynthétiques : plantes et algues, ainsi que certains champignons et certaines bactéries. On connaît plus de 600 caroténoïdes. La plupart de ces molécules absorbent la lumière bleue et forment des pigments dont la couleur varie de l'orange clair au rouge très foncé. Par définition, les antioxydants sont colorés :

il en va ainsi du curcuma, du curry, du piment et de toutes les épices. L'ail, les oignons et les poireaux sont aussi riches en antioxydants et en soufre. Les Omégas-3 sont également des antioxydants très puissants, car ils stimulent naturellement la béta-oxydation, c'est-à-dire le mécanisme par lequel les mitochondries cassent les acides gras.

En dehors de sa température et de son acidité, le statut antioxydant du chyme est essentiel pour le métabolisme de ses bactéries, puisqu'elles sont comme tous les organismes vivants sujettes au stress oxydatif. La lutte contre ce stress les concerne donc au premier chef, puisqu'elles consomment les nutriments que nous ingérons en premier. Si le milieu entérique est oxydant, ses bactéries produisent des polysaccharides, des interleukines et des prostaglandines : autant de molécules pro-inflammatoires qui affectent notre santé en agissant sur nos récepteurs.

Les minéraux et les éléments traces

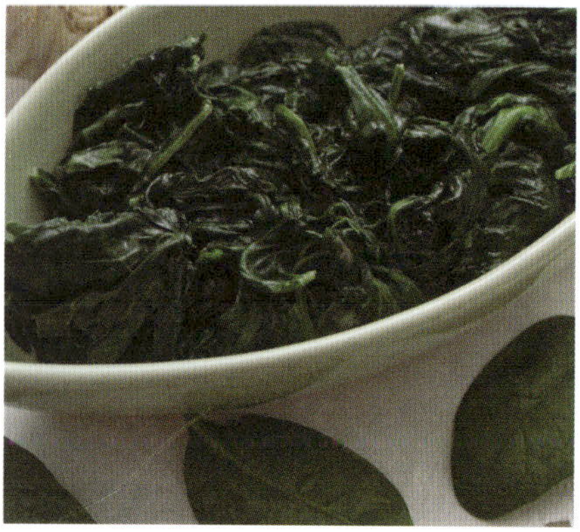

Pour maintenir la santé, un certain nombre de minéraux doivent être présents dans l'alimentation à une dose généralement inférieure à 100 mg par jour. Il s'agit notamment du fer, du cobalt, de chrome, du cuivre, de l'iode, du manganèse, du sélénium, et du zinc. Les minéraux représentent moins de 0,01 % de la masse du corps, et l'on parle même d'éléments traces lorsque leur présence est inférieure à 0,001 % de cette masse.

Le rôle des minéraux et des éléments traces est souvent mal connu, mais ils interviennent en très faibles quantités dans un grand nombre de réactions biochimiques. Le besoin de certains minéraux peut donc être accru lors de certains dysfonctionnements métaboliques.

On entend souvent parler des risques de carence en fer, dont la concentration a diminué au fil du temps dans l'alimentation courante, mais une ration normale de viande suffit en général à couvrir les besoins de l'organisme. En revanche, les pratiques agricoles intensives ont fait reculer de façon très importante la teneur des aliments en zinc et en sélénium, et c'est l'une des raisons pour lesquelles il faut opter le plus possible pour les produits de l'agriculture biologique et du jardin.

Les fibres

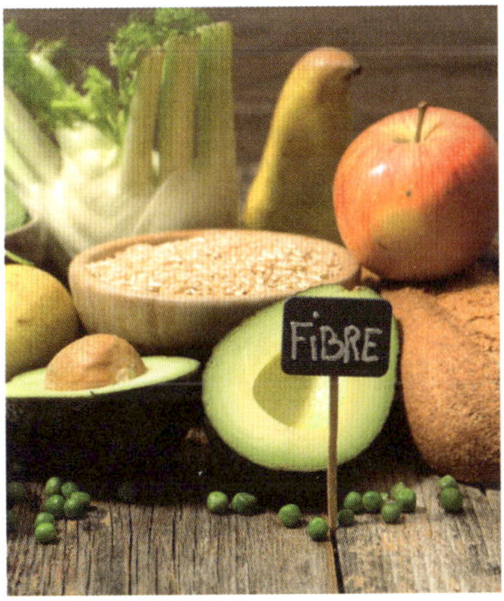

La définition des fibres alimentaires est simple : ce terme regroupe tous les composants de l'alimentation qui ne peuvent pas être digérés par le petit intestin. D'origine exclusivement végétale, ces fibres sont la nourriture du microbiote du gros intestin, où se produisent des réactions de fermentation nécessaire à leur digestion, c'est-à-dire à leur transformation en composés plus simples. Ces fermentations produisent aussi plusieurs gaz, dont le dioxyde de carbone, le méthane et le sulfure d'hydrogène, ce dont nous avons tous l'expérience…

Les fibres sont connues pour être indispensables au bon transit intestinal, car elles augmentent la viscosité fécale : cette bonne circulation participe à notre bonne santé, puisqu'elle évite les stationnements intempestifs du contenu du côlon en contact direct avec sa muqueuse.

Mais elles sont surtout cruciales pour la diversité de notre flore intestinale, puisqu'elles jouent un rôle irremplaçable de prébiotiques*. Tous les éléments végétaux en contiennent, et il n'y a donc que l'embarras du choix, mais il faut tout de même signaler que les légumes et les graines entières sont plus riches en fibres que les fruits. Les légumes de la famille des composées (artichauts, salsifis, endives…) et des liliacées (ail, oignons, poireau, ciboulette, etc.) semblent particulièrement adaptées pour les bifidobactéries et les lactobacilles, mais là encore, l'essentiel réside dans la diversité des sources de fibres, dont saura se repaître le millier d'espèces présentes dans la flore de notre gros intestin afin qu'elle se développe au mieux de façon riche et équilibrée. On notera que leur concentration est particulièrement élevée dans les céréales complètes ainsi que dans les légumineuses (lentilles, pois chiches, soja…), qui sont aussi une source très importante de protéines végétales.

Les fibres peuvent être consommées crues ou cuites, mais le transit des fibres cuites est plus facile. Chez les personnes dont la flore est déséquilibrée, il est préférable d'opter surtout pour des légumes cuits au départ : les fibres cuites permettront de développer le microbiote, donc d'augmenter ensuite peu à peu la part du cru dans l'alimentation. Les besoins en fibres alimentaires sont de l'ordre de 30 à 35 grammes par jour pour une personne adulte ou un grand adolescent. La part des fibres est en moyenne trop faible dans l'alimentation des pays industrialisés (elle est actuellement de l'ordre de 15 grammes en moyenne pour les Européens) et leur variété est souvent bien trop faible.

C'est pourquoi le régime adéquat doit comporter des végétaux variés.

Les bénéfices de cette consommation pour la santé sont absolument fondamentaux, compte tenu de leur rôle indispensable pour notre flore intestinale : la recherche a d'ores et déjà montré que le risque d'occurrence de l'obésité, du diabète de type 2, du cancer et des maladies cardiovasculaires est diminué de façon importante par la consommation courante de fibres alimentaires et de grains entiers. Au stade actuel de la recherche, les substances qui semblent les plus déterminantes pour la réduction de ces risques semblent être l'arabinoxylane, l'inuline, la pectine, le son, la cellulose, les béta-glucanes et l'amidon résistant, dont la présence dans le côlon améliore la santé métabolique, bien que les phénomènes à l'œuvre soient loin d'être tous connus. La réduction du risque de cancer apparaît notamment liée à la transformation des fibres en acides à courtes chaînes, dont les propriétés anti-cancéreuses sont connues. La présence de fibres stimule aussi la production de la bile, qui régule en particulier la synthèse du cholestérol, parfois bloquée par les acides à courtes chaînes. Il a aussi été prouvé que l'augmentation quotidienne de la portion de fibres dans l'alimentation diminue la concentration corporelle en protéine C-réactive, qui est un marqueur fondamental de l'inflammation et un élément de prédiction très fiable des troubles cardiovasculaires.

Lutter contre l'acidose métabolique

La bonne alimentation doit aussi être adaptée à la lutte contre l'acidose métabolique que provoquent les régimes alimentaires actuels les plus courants.

Ce point est crucial, parce que les réactions biochimiques de notre organisme sont toutes extrêmement sensibles aux variations mêmes infimes du pH du milieu où elles se déroulent. Dans l'ensemble, nos cellules supportent très mal l'acidité, puisqu'elles doivent pour fonctionner de façon optimale baigner dans un milieu basique. Nos cellules disposent de mécanismes pour maintenir le pH dans des valeurs acceptables, mais l'organisme dépense beaucoup de ressources pour les mettre en œuvre.

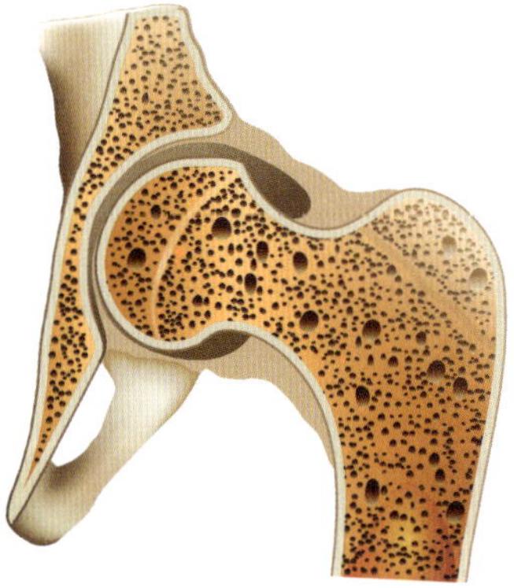

L'ostéoporose

L'acidose métabolique est ainsi à la source de nombreux désordres. Elle est aussi la cause principale de l'ostéoporose, parce qu'un organisme humain en situation d'acidose puise des ions bicarbonates dans les os pour tamponner les milieux internes, c'est-à-dire élever leur pH. Le calcium issu du bicarbonate est ensuite éliminé par les reins. Contrairement à une opinion souvent exprimée, le principal problème ne consiste donc pas à assimiler du calcium, mais à protéger nos stocks de bicarbonate.

Pour toutes ces raisons, il faut donc viser une alimentation basique ou du moins neutre (pH 7 ou plus). Les aliments basiques sont essentiellement d'origine végétale : raison de plus pour faire la part belle aux végétaux dans notre alimentation. Si le lait est légèrement acide, le fromage est quant à lui d'autant plus acidifiant qu'il est sec. La viande est aussi très acide. Globalement, les protéines sont acidifiantes, parce qu'elles contiennent du soufre, qui sollicite donc beaucoup les reins : les acides animés soufrés sont beaucoup plus présents dans les protéines animales que dans celles qui sont fabriqués par les végétaux.

Ces grandes indications doivent être gardées à l'esprit, mais il faut se souvenir que le caractère acide* ou basique* des aliments n'a pas de lien avec leur goût. Ainsi, le goût du citron est acide, mais les nutriments qui en sont issus sont alcalins. Lorsque l'acide contenu dans le jus de citron est découpé lors de sa métabolisation, il se transforme finalement en eau et en CO_2. Le CO_2 est basique et toxique et est éliminé par les poumons.

À l'inverse, dans le cas des nutriments acides, dont la métabolisation par le corps débouche sur d'autres substances (en plus de l'eau et du CO_2), les déchets sont finalement évacués par les reins. C'est pourquoi le caractère acide ou basique des aliments est mesuré par l'indice PRAL (*Potential renal acid load*). Le tableau ci-après indique la valeur de cet indice pour les aliments les plus courants.

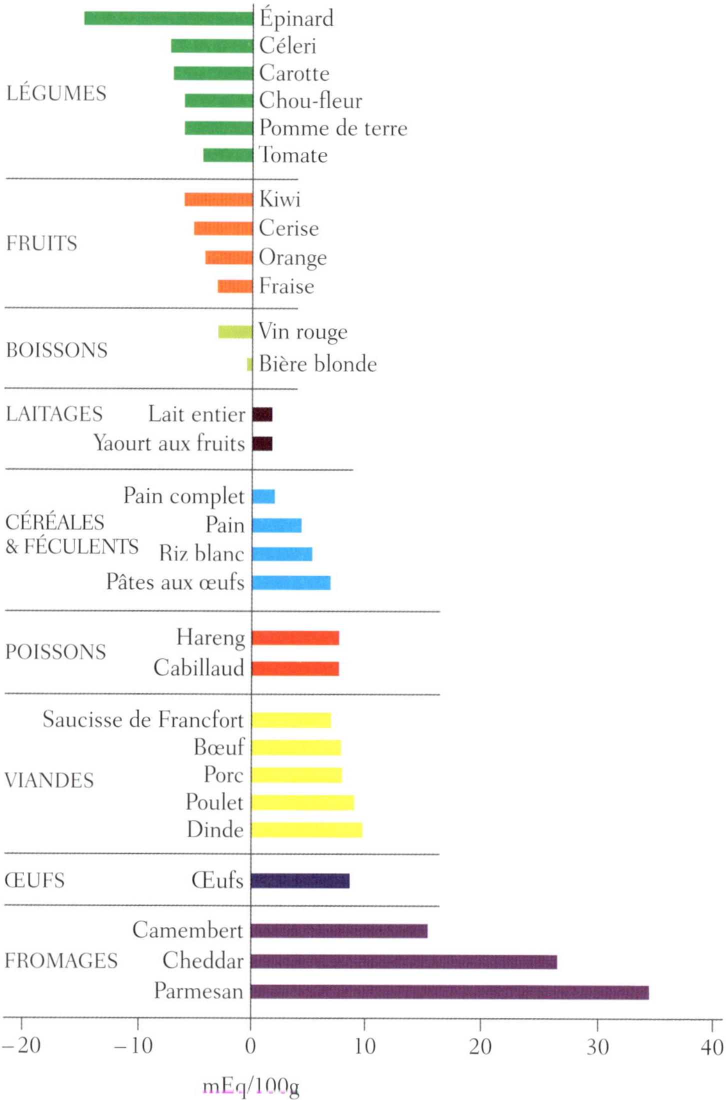

L'indice PRAL (Potential Renal Acid Load)
est mesuré en milliéquivalents (mEq) : il évalue la charge acide de l'urine et donc de l'organisme grâce à la quantité de minéraux acides et de minéraux basiques apportée par 100 g d'aliment (d'après Remer T. et al.*, 1995).*

Rétablir l'équilibre sodium-potassium

L'alimentation doit également tendre à rééquilibrer le rapport entre sodium et potassium. En effet, le sodium a tendance à entrer dans les cellules spontanément en raison de la pression osmotique*, ce contre quoi les cellules se défendent grâce à une pompe à sodium qui l'expulse sans arrêt de leur milieu interne en y faisant entrer du potassium : à défaut, elles gonfleraient et leur membrane pourrait même être détruite. Ce mécanisme est donc essentiel pour le métabolisme, mais si taux de sodium est trop élevé, il est sur-sollicité et occasionne une énorme dépense d'énergie qui n'est donc plus disponible pour d'autres tâches métaboliques.

De plus, un gramme de sodium retient six grammes d'eau, alors qu'un gramme de potassium n'en retient qu'un gramme. Or, le rapport sodium/potassium s'est inversé dans l'alimentation contemporaine par rapport aux années 1950, et la plupart des personnes sont sujettes à une très forte rétention d'eau, ce qui est responsable de l'essentiel des cas d'hypertension artérielle.

Cette inversion est due à deux phénomènes concomitants : si le sel de cuisine (chlorure de sodium) a traditionnellement été utilisé pour la conservation, en particulier des viandes et des poissons, les plats issus des cuisines collectives et les aliments industriels sont en général très salés précisément parce que le sel est un agent conservateur. En revanche, l'appauvrissement considérable de l'alimentation des animaux a conduit à une baisse de la teneur en potassium des viandes.

Il convient donc de manger peu salé, ce qui apporte de multiples bénéfices pour la santé. Et en cas de besoin, il est même possible de compléter l'alimentation avec du bicarbonate de potassium – et d'éviter le bicarbonate de soude, souvent utilisé comme complément alimentaire ou pour traiter les problèmes passagers de digestion.

Les tares de l'alimentation actuelle

« Que ton alimentation soit ta première médecine. »

Ce souhait d'Hippocrate rencontre le sens commun. Mais la connaissance du corps humain s'est améliorée depuis l'époque du grand médecin grec, et nous avons vu ci-dessus qu'elle permet de cerner de mieux en mieux le type de nourriture qui permet de maintenir et de renforcer la santé.

Malheureusement, il suffit de se rendre dans un supermarché ou dans un *fast-food* pour se rendre compte que les modes alimentaires actuels sont de plus en plus stéréotypées : elles s'appuient de plus en plus sur la répétition parfois quotidienne de plats identiques faciles à préparer, voire cuisinés à l'avance et simplement réchauffés.

Du champ jusqu'à l'assiette en passant par la transformation et la conservation, cette alimentation d'origine agro-industrielle favorise les sucres simples, le sel, les aliments acides et les viandes et poissons de mauvaise qualité. Les fruits et légumes produits de façon intensive sont le plus souvent gorgés d'eau et issus de terres très pauvres du point de vue chimique et écologique : ils sont ainsi moins riches que par le passé en vitamines et en pigments et sont de moins en moins riches en oligoéléments, dont la teneur a souvent baissé de 50 % depuis la généralisation de l'agriculture mécanisée et chimique.

Globalement, le nombre d'espèces et de variétés cultivées est en chute libre depuis un siècle, à la fois pour les plantes comme pour les animaux. Il en résulte donc un appauvrissement de la variété des nutriments qui en sont issus. Qui plus est, l'agriculture intensive et la transformation industrielle font un usage massif de substances souvent très toxiques : pesticides, herbicides, conservateurs, exhausteurs de goût, agents de textures, colorants en tous genres…

Pour éliminer ces xénobiotiques, dont la concentration peut être très dangereuse, notre organisme est obligé de fournir un travail supplémentaire. De plus, la viande provenant des élevages intensifs est le plus souvent gorgée d'antibiotiques qui perturbent notre flore intestinale et affaiblissent notre système immunitaire. De plus, les animaux d'élevage sont désormais tous nourris de la même façon : il n'y a donc plus aujourd'hui de différence entre la volaille et la viande rouge, puisque les dindes et les bœufs mangent la même chose.

Enfin, la plupart des gens mangent peu le matin et s'empiffrent à midi, voire, pire encore, le soir : ces personnes sont donc fatiguées par la digestion durant l'après-midi, à l'heure où la plupart d'entre nous travaillent, et dégradent considérablement la qualité de leur sommeil.

Se préserver des xénobiotiques et des métaux lourds

La présence de xénobiotiques dans notre corps oblige le métabolisme à un travail supplémentaire, mais ces substances attaquent aussi les jonctions serrées de la paroi intestinale (voir p. 87). Pour les préserver, il faut éviter le stress oxydant direct ou indirect (provenant des déchets produits par les bactéries oxydées), et préserver l'intestin des inflammations locales. Il faut aussi que les oligoéléments indispensables soient présents, notamment le zinc.

Les mêmes facteurs entrent en jeu dans les poumons et sur la peau. Pour éviter ces substances toxiques, il faut utiliser des aliments produits biologiquement et éviter le plus possible les plats préparés, qui les contiennent en grande quantité.

…

...
Par ailleurs, certains aliments permettent de neutraliser les métaux lourds, en particulier en mettant en œuvre la réaction chimique de chélation* de leurs atomes, qui les piège avant leur élimination par les selles. La pomme est connue pour sa pectine, qui favorise cette réaction. D'autres plantes, telles que l'ail aux ours, la coriandre ou la chlorelle, font de même. Les deux premières sont savoureuses, et il existe aussi des centaines de variétés de pommes : il n'y a donc plus qu'à se régaler pour se détoxifier.

Un régime crétois adapté

Compte tenu du savoir dont nous disposons à présent sur ce qu'est une alimentation de qualité, la base du régime salutaire est simple, même si elle doit être adaptée au profil des patients. Les rations de base à observer sont constituées d'un quart de protéines, d'un quart de glucides et d'une moitié de fruits et de légumes.

Afin de protéger la qualité du sommeil, on évitera les protéines le soir : il faut en effet six heures pour digérer les protéines animales, contre quatre heures pour les graisses et deux heures pour les végétaux. L'adage d'Adelle Davis (1904-1974) – *Manger le matin comme un roi, le midi comme un prince, et le soir comme un pauvre* – est donc parfaitement juste.

La bonne nouvelle, c'est que l'alimentation favorable à la santé apporte du plaisir : elle est colorée, savoureuse et parfumée, puisque conçue en faveur d'une haute densité nutritionnelle en micronutriments non caloriques : vitamines, oligoéléments, antioxydants, fibres, etc. Ces principes de base laissent libre cours à la redécouverte de recettes anciennes et à la créativité : la meilleure cuisine est celle qui est préparée à la maison le plus possible à partir d'ingrédients d'origine biologique et de saison. Il faut en effet se détourner des produits raffinés, dont toute la densité nutritionnelle a été enlevée lors du raffinage, et il faut éviter les plats préparés, parce qu'ils contiennent de nombreuses substances toxiques.

Le mode d'alimentation de base préconisé en général est ainsi un régime crétois légèrement modifié. Ce régime est devenu célèbre dans le monde entier en raison de la très grande longévité moyenne des Crétois, dont les secrets ont peu à peu été percés par la science contemporaine.

Le régime méditerranéen à la loupe

Le régime dit crétois est le régime traditionnel d'un grand nombre de régions méditerranéennes, et est donc aussi nommé régime méditerranéen. Il est marqué par les consommations importantes de légumes et de fruits, dont les fruits à coque, ainsi que par l'importance des légumineuses et des céréales dans l'alimentation quotidienne. Les légumineuses apportent ainsi une très grande part des protéines. L'huile d'olive apporte des antioxydants et les herbes aromatiques telles que la menthe, le romarin et le basilic sont présentes pour ainsi dire à tous les repas. L'ail et l'oignon sont aussi très utilisés.

L'usage des produits laitiers est généralement modéré, mais ceux-ci sont d'origine variée : les produits issus des brebis et des chèvres voisinent avec ceux provenant des vaches et peuvent être prépondérants. La consommation d'œufs peut être assez importante. Les poissons sont présents dans les menus environ deux fois par semaine, mais la viande – en particulier la viande rouge – est rare. Ceci étant, les aliments d'origine animale sont de bonne qualité et sont riches en Omégas-3, parce que les animaux d'élevage consomment beaucoup de pourpier. Les Crétois mangent aussi des escargots. Enfin, le pain est complet et provient de farines de haute qualité.

Le régime crétois est particulièrement intéressant, car il est au niveau mondial le modèle alimentaire le plus dense et celui qui comprend le plus d'Omégas-3. En effet, les brebis crétoises et les poules ne sont nourries qu'à l'herbe, et en particulier avec du pourpier, qui comprend énormément d'Omégas-3, que l'on retrouve notamment dans les œufs. Quant au vin rouge, sa consommation modérée (un ou deux verres par jour) est excellente, car il contient du resvératrol, un excellent antioxydant !

Cette déclinaison alimentaire sera simplement renforcée en épices variées, mais aussi, par exemple, en algues : elles apportent une grande quantité de fibres et également des protéines complètes, ce qui en fait une excellente alternative à la viande. Les algues contiennent des acides aminés essentiels et sont très riches en minéraux et en éléments traces.

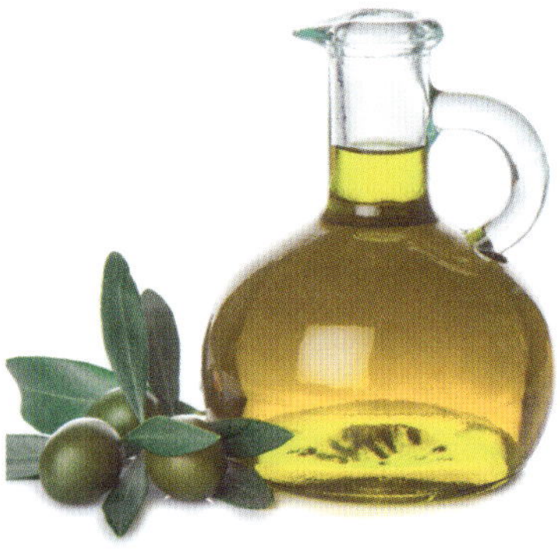

Par ailleurs, on prêtera une attention particulière aux huiles, car le régime crétois ne comprend au départ que de l'huile d'olive, qui est neutre en Omégas-3. On fera donc notamment usage d'huile biologique de colza, mais l'on peut aussi opter pour l'huile de noix. Attention : il faut tenir compte des modes de conservation et des températures maximales que peuvent supporter les huiles sans être dénaturées. Ainsi, l'huile de noix se dénature à température ambiante au contact de l'air : elle doit être conservée au froid et consommée uniquement crue, et l'huile de colza ne supporte pas des températures dépassant 140 °C.

Il est aussi nécessaire d'apporter différents types de fibres, en mangeant des céréales et des légumes variés. On sait désormais quels sont les acides gras métabolisés par les bactéries pour un certain nombre de types de fibres, et il est possible de sélectionner ces fibres en fonction des carences éventuellement constatées.

Les vertus multiples de la betterave

La betterave est un aliment merveilleux. Le jus de betterave est riche en vitamines A, C et B. Il contient aussi de l'acide folique, du magnésium, du fer et du phosphore. Les feuilles de betterave sont aussi comestibles, et sont une source très importante de fer et de calcium. Il est préférable de consommer la betterave crue, car la plupart de ses bienfaits disparaissent à la cuisson.

Adapter les modes de cuisson et… mâcher

De plus, il est préférable de cuisiner les légumes à la vapeur ou à l'eau bouillante pour préserver l'ensemble de leurs nutriments : les soupes sont donc très indiquées. Les vitamines seront, quant à elles, apportées grâce aux légumes crus. L'usage de la vapeur est aussi préférable pour les poissons et les viandes, ceci afin de conserver l'essentiel de leurs jus : la cuisson à haute température modifie leurs sucres et leurs acides aminés et produit des substances cancérigènes. On restreindra donc fortement la consommation de viandes et de poissons grillés.

La cuisine au wok est, par ailleurs, très intéressante. Cet ustensile à bords larges et à fond étroit est destiné en Asie du Sud-Est à saisir les viandes et les légumes, mais il peut aussi être utilisé pour braiser, cuire à la vapeur ou cuire à feu doux : autant de modes de cuisson favorables à la santé.

Notons aussi qu'il importe de mâcher longuement les aliments, parce que la salive favorisera la digestion et parce que l'activité de la mâchoire, qui possède le muscle le plus puissant du corps humain, stimule le cerveau.

Par ailleurs, il faut veiller à ce que l'eau soit la principale boisson, sous toutes ses formes – eau plate, tisane, sirops, etc. Nous buvons en général suffisamment d'eau, tout simplement parce que les mécanismes de la soif sont très efficaces. Mais on constate des différences de consommation d'eau selon les personnes et ce en raison des différences entre les capacités de réabsorption des reins et du côlon, ce qui ne pose pas de problème particulier. Le vin rouge, en quantité raisonnable, est aussi bon pour la santé, mais il faut en revanche éviter les sodas de toutes sortes.

Finalement, l'alimentation qui favorise la santé ne réside pas dans un régime au sens strict, mais dans le respect d'un certain nombre d'indications. Nous avons déjà évoqué la question du lien entre flore intestinale et problème de poids (voir p. 71), et il faut savoir qu'en principe, il n'y a même pas lieu d'insister sur les quantités, car lorsque le système digestif fonctionne bien, le sens de la satiété indique quand s'arrêter : il suffit donc d'écouter son corps pour éviter les excès.

En cas de problème de santé particulier, il est possible – en parallèle de la modification du régime alimentaire – d'apporter des probiotiques ciblés, qui stimulent le développement et/ou l'activité des bactéries dans le système digestif afin de normaliser la flore intestinale. Mais cette action doit être temporaire – maximum six mois s'il s'agit de lutter contre une candidose, par exemple. La prescription de probiotiques à vie est synonyme d'échec : elle signifie que le déséquilibre de la flore n'a pas été analysé correctement et que le régime alimentaire de la personne n'a pas réussi à y remédier.

Enfin, que l'on se rassure : les principes de base d'une bonne alimentation valent à tout âge, parce que le microbiote intestinal évolue peu, si tout va bien, de la naissance jusqu'à 65 ans au moins. Il évolue d'ailleurs d'autant plus tard que les bonnes habitudes sont prises, et que l'on maintient la pratique des exercices physiques. Nous verrons en effet dans le chapitre suivant que l'activité physique adaptée permet de modifier la flore intestinale grâce à l'activation du cerveau reptilien, qui règle l'acidité et la chaleur de l'intestin.

Jeûner pour sa santé

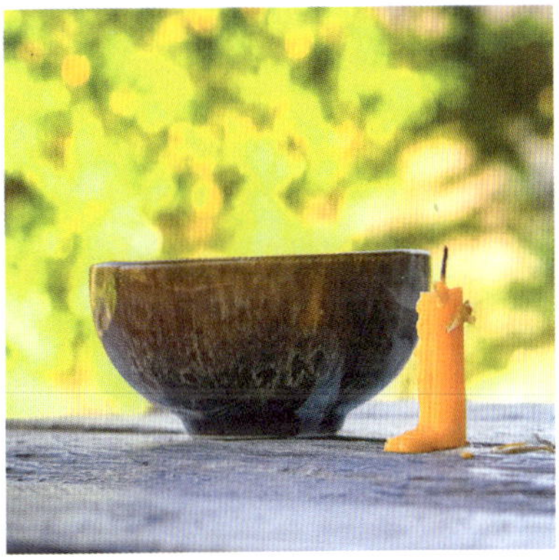

En parallèle de la modification des habitudes alimentaires, des jeûnes sont assez souvent utiles pour favoriser l'amélioration de la santé. En effet, le phénomène d'autophagie* (dit également autophagocitose) est le phénomène catabolique fondamental qui permet la dégradation des composants inutiles ou nuisibles de nos cellules. Durant la durée de vie d'un être humain, certaines cellules auront reconstitué plus de 100 000 fois leurs composants, et d'autres ne vivent que quelques jours…

Or, la destruction de ces composants est l'un des mécanismes qui permettent la survie des cellules lorsque la faim se fait sentir. Pendant ce processus, les composants dégradés sont fusionnés avec les lysosomes* et sont dégradés ou recyclés. L'autophagie est donc essentielle à l'homéostasie de base. Elle est aussi très importante pour maintenir l'homéostasie des muscles pendant l'exercice.

L'autophagie débouche sur un état hyper-oxydatif qui est dangereux à long terme. Mais dans un environnement interne bien contrôlé, elle permet de faire redémarrer les mécanismes naturels et de « faire le ménage » dans l'organisme en augmentant l'évacuation de ses déchets.

C'est pourquoi il est très souvent préconisé un régime liquide pour provoquer le processus d'autophagie : pendant deux à trois jours, les patients concernés consomment le plus souvent des potages de légumes, voire d'autres aliments liquides en fonction des situations. Cette diète permet d'accélérer le nettoyage interne et de faire repartir l'organisme « à zéro » en lui permettant d'investir toute son énergie pour restaurer ses fonctions biologiques et sa capacité à se réparer. Elle doit cependant durer cinq jours au maximum, parce que les longs jeûnes endommagent les jonctions serrées de la paroi intestinale (voir encadré p. 87).

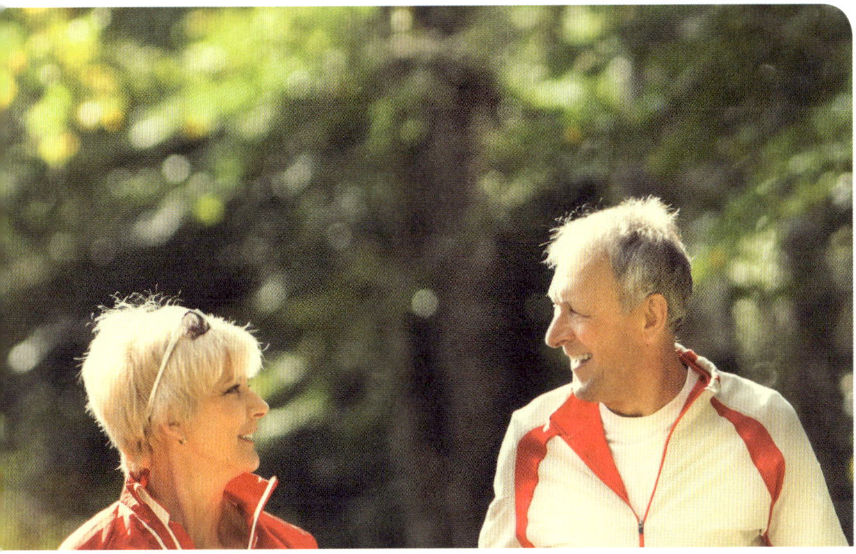

6. L'activité physique et les thérapies manuelles

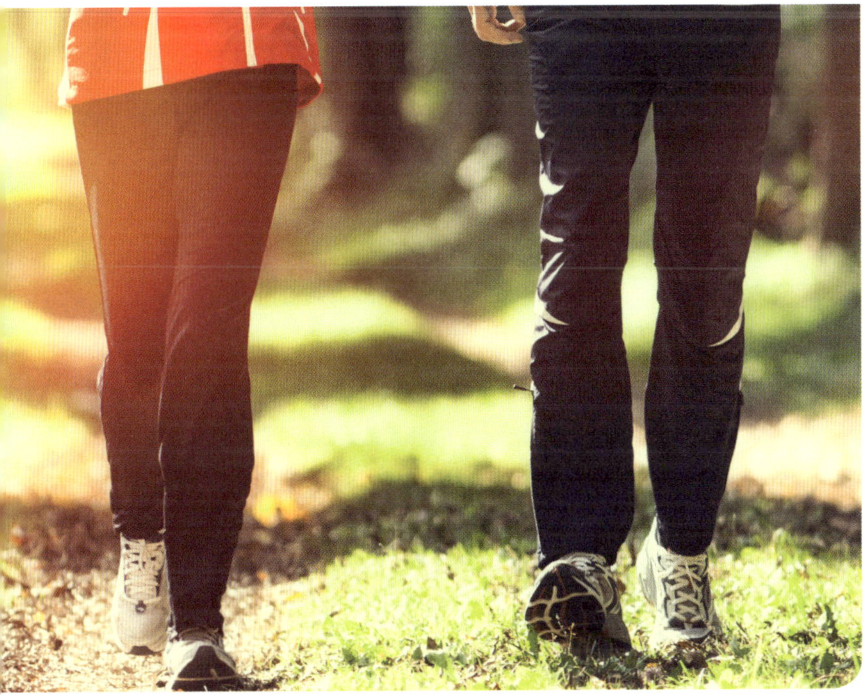

On sait depuis longtemps que l'activité physique est favorable à la santé, mais la recherche contemporaine cible de mieux en mieux les mécanismes à l'œuvre. L'activité physique a pour objectif de stimuler le système nerveux autonome en lui apportant une nourriture riche. Elle amène le cerveau à inventer des réponses adaptées en développant sa plasticité. C'est d'autant plus essentiel que contrairement à ce que l'on a longtemps cru, le système nerveux autonome est à la manœuvre pour développer les capacités cardiovasculaires et celles du système musculaire. Il faut donc adapter les activités physiques à chaque individualité à la fois en fonction de son bilan initial et de ses souhaits et aptitudes. Les thérapies manuelles s'appuient sur les mêmes mécanismes. En jouant sur les récepteurs présents partout dans le corps, elles ont pour but d'informer le cerveau afin d'améliorer les équilibres et de rompre les cercles vicieux.

L'activité physique adaptée est essentielle pour la santé. Il est désormais prouvé qu'elle permet de diminuer de façon très significative la probabilité d'apparition d'un grand nombre de maladies, qu'il s'agisse des troubles cardiovasculaires, de la dépression, du diabète de type 2, de l'ostéoporose ou de plusieurs cancers, en particulier du côlon et du sein.

On sait aussi depuis longtemps que l'activité physique permet de répondre de façon plus efficace aux mécanismes du stress, dont les effets non maîtrisés sont délétères pour le bon fonctionnement de l'organisme, mais les modes d'action de l'activité physique sont à présent de mieux en mieux connus et ne s'arrêtent pas là. Si l'amélioration de la fonction cardiovasculaire et le renforcement musculaire sont depuis longtemps exploités comme les principaux leviers permettant de renforcer la santé, nous verrons que la compréhension des phénomènes à l'œuvre a été renouvelée dans la période récente.

La méthode présentée ici utilise de la meilleure façon possible cette compréhension nouvelle en alliant activité physique et thérapies manuelles – deux clés essentielles pour rétablir les fonctions du système nerveux autonome, donc la qualité de l'homéostasie. Il est crucial de ce point de vue de rappeler que c'est le cerveau reptilien qui produit tous les neurotransmetteurs du cerveau, qui sont déterminants pour les activités intellectuelles et créatrices. Nous avons aussi déjà vu, en outre, que le cerveau reptilien gère les conditions de fonctionnement du tube digestif, l'un des deux critères-clés de la santé.

Quand le cerveau commande les mécanismes de l'effort

Grâce à la multiplication des messages de prévention, la plupart des gens savent sans aucun doute que l'activité physique renforce le muscle cardiaque et protège les vaisseaux sanguins. Ceci étant, on a longtemps pensé que les mécanismes à l'œuvre prenaient place dans les tissus et les organes eux-mêmes, et l'attention des concepteurs des activités physiques s'est focalisée sur la nature des substrats énergétiques (graisses ou sucres) sollicités par le travail cardiovasculaire.

Régénération de l'ATP

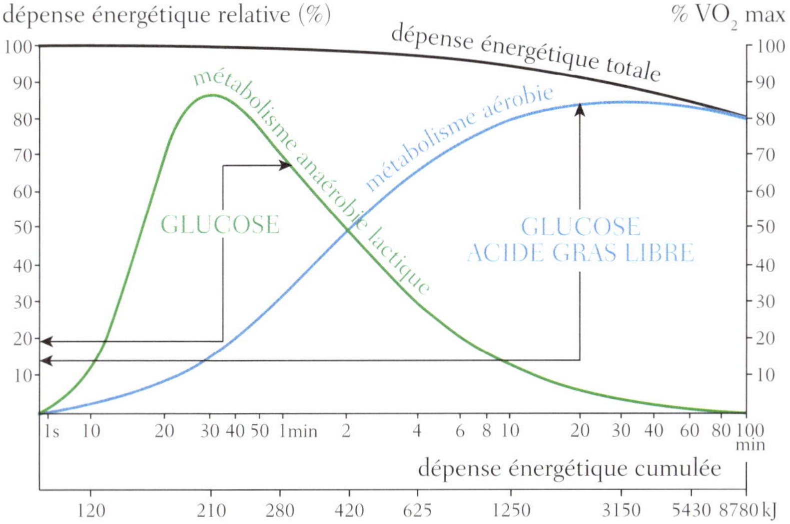

Évolution de l'origine de l'énergie utilisée par le corps en fonction de la durée de l'effort. *Les glucides sont d'abord sollicités avant que le recours aux lipides prenne le relais.*

Nous savons depuis longtemps que les graisses sont d'abord sollicitées lors du travail à basse intensité, avec un seuil maximal nommé lipomax*. Ce seuil est identifié par calorimétrie indirecte et est proche ou confondu avec le seuil autonomique, qui est défini par le système nerveux autonome.

Lorsque l'intensité augmente, le corps puise de plus en plus dans les sucres et de moins en moins dans les graisses. Il dispose aussi d'une réserve d'environ 1,5 kg de glycogène rapidement transformable en énergie, qui est située dans le foie et dans les muscles, mais cette réserve est rapidement épuisée (voir ci-dessus).

Dès que le seuil ventilatoire est atteint, l'activation du système sympathique diminue l'apport sanguin aux membres, afin de favoriser l'apport en oxygène du cerveau. Les régions périphériques (organes, puis grands muscles) ne sont alors plus capables de s'adapter à l'augmentation des demandes. Il y a en revanche une forte activation des muscles inspiratoires, qui permet une grande augmentation de la capacité respiratoire.

Lorsque l'intensité de l'effort augmente, les courbes du recours aux graisses et aux sucres se croisent (voir graphique). C'est l'intensité à laquelle nous nous sentons le plus à notre aise, puisque nous disposons de ressources d'origines multiples. Dans ces conditions, un montagnard avalera alors une pente relevée de quelques centaines de mètres sans être essoufflé. Quant aux marathoniens, ils s'entraînent pour maximiser leur capacité à puiser dans leur stock de graisse pendant très longtemps afin de préserver leur glycogène pour la fin de l'épreuve.

Le travail cardiovasculaire

De façon classique, l'entraînement vise donc à travailler à basse intensité pour ceux qui pratiquent les efforts longs et à haute intensité – pour les coureurs de demi-fond, par exemple – afin de renforcer réciproquement les mécanismes de transformation des graisses et des sucres en énergie.

Or, nous savons depuis vingt-cinq ans environ que l'essentiel de ces phénomènes est ordonné par le système nerveux autonome. Il commande en effet les grandes régulations métaboliques présidant à l'utilisation du glycogène, des sucres et des graisses, ceci en lien étroit avec la ventilation et l'apport sanguin (donc d'oxygène) aux différentes parties de l'organisme.

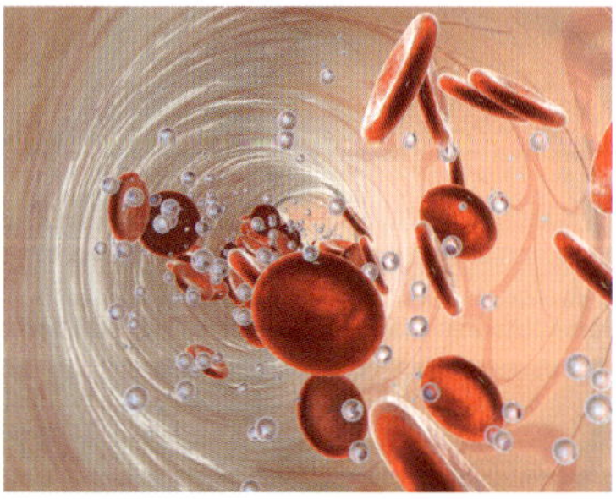

À mesure que l'effort s'intensifie, trois seuils sont franchis : le seuil autonomique, puis le seuil ventilatoire, et, enfin la puissance ou vitesse maximale (associée à la fréquence cardiaque maximale).

Pour le sportif, l'enjeu est de déplacer ces seuils successifs en fonction du type d'effort, en développant correctement le système nerveux autonome pour optimiser la capacité à utiliser au mieux les stocks d'énergie présents dans le corps. Mais cette leçon nous concerne tous, puisque solliciter le plus possible les mécanismes énergétiques utilisant les graisses est l'une des clés de la santé : le travail cardiovasculaire vise ainsi fondamentalement à améliorer notre activité métabolique, mais surtout à améliorer la fonction du système parasympathique, qui permet la récupération et la restauration de nos réserves.

Pour ce faire, l'enjeu est alors de concevoir les activités physiques centrées sur l'effort afin de développer la plasticité du cerveau reptilien et donc la réactivité des systèmes sympathique et parasympathique, qui agissent en retour sur les tissus. Nous savons désormais qu'il faut pour cela travailler à très haute ou à basse intensité, parce que les rythmes intermédiaires n'apportent aucune sollicitation particulière du système nerveux autonome. Les activités à basse intensité sollicitent le système parasympathique et puisent dans les graisses, alors que les activités intenses consomment des glucides et stimulent le système sympathique. Ce travail permet donc de travailler sur la détermination de l'équilibre entre ces deux systèmes, qui ont chacun leur rôle à jouer, par le cerveau reptilien.

Pour y arriver, il faut travailler de façon individualisée. C'est pourquoi il est nécessaire de déterminer les intensités critiques de ces rythmes bas et hauts pour chaque personne, en fonction de son test d'effort et des mesures portant sur la variabilité du rythme cardiaque et sur la ventilation au cours de celui-ci. Ces mesures permettent de situer les seuils d'effort successifs et de travailler pour les retarder, et donc de faire en sorte d'augmenter le nombre de circonstances dans lesquelles notre corps a recours aux graisses.

Le point essentiel à retenir est que la régulation du système cardiovasculaire ne dépend pas des organes et des tissus, mais bien de la réaction du système nerveux autonome, qu'il s'agit donc de stimuler correctement grâce à des efforts appropriés : contrairement à ce que nous avons longtemps cru, l'activité cardiovasculaire a son siège dans notre cerveau le plus ancien.

Renforcement musculaire et basse intensité

Le travail sur le renforcement musculaire a vécu la même révolution que celui concernant l'activité cardiovasculaire, et doit désormais être centré lui aussi sur les basses et les hautes intensités de travail.

Revenons un peu en arrière. De façon classique, le développement musculaire a été pensé à partir du travail imposé aux muscles eux-mêmes. Depuis des décennies, le renforcement musculaire est travaillé grâce à des gestes simples mettant en jeu tel ou tel muscle ou tel groupe limité de muscles : les machines que nous voyons dans la plupart des salles de sport sont conçues à cet effet.

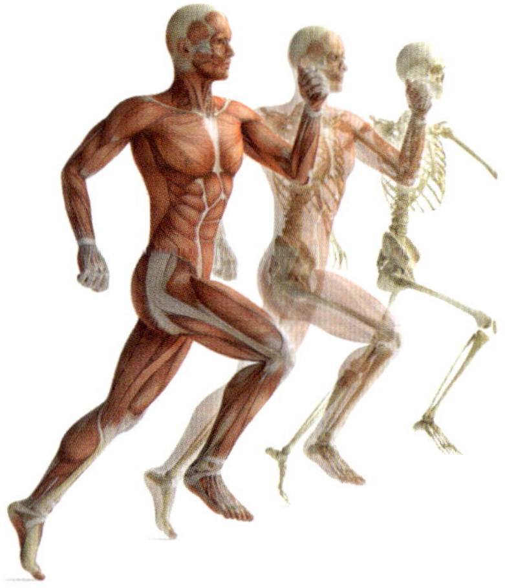

Selon cette logique, le préparateur physique détermine de façon très simple la charge maximale que peut par exemple soulever le biceps – 15 kg, par exemple. Pour renforcer ce muscle, des séries de 10 à 30 répétitions sont ensuite pratiquées régulièrement avec une masse de 60 % de ce maximum (9 kg, en l'occurrence). On obtient ainsi un renforcement des muscles les uns à la suite des autres. Mais, pendant ces exercices, le reste du corps ne travaille pas, et seules une ou deux articulations sont sollicitées de façon isolée.

Or, les muscles sont faits pour fonctionner en lien les uns avec les autres, ceci en lien étroit avec l'ossature. Pour maintenir notre équilibre et permettre nos déplacements, notre corps comprend une multitude de mécanorécepteurs* sensibles au mouvement. Ces récepteurs ont pour fonction d'informer le système nerveux autonome de la position de nos membres, des contraintes qui s'exercent sur nos articulations, de la vitesse des mouvements, etc. et sont donc reliés de façon très rapide au cervelet* par des fibres nerveuses myélinisées*.

Le système nerveux autonome – et en premier lieu le cervelet – traite ces informations et celles qui proviennent de la vue, du système vestibulaire et des autres sens pour envoyer à la musculature les commandes nécessaires à l'exécution des mouvements voulus, tout en maintenant l'équilibre du corps : ainsi, en général, nous ne tombons pas à terre en décrochant le téléphone.

Ceci étant, la capacité réelle à coordonner les mouvements et à maintenir l'équilibre est évaluée par l'appareil Neurocom, mais aussi par des tests plus simples réalisés les yeux fermés. C'est en quelque sorte le test du brouillard : on observe en effet que bien souvent, des personnes dont l'équilibre est apparemment satisfaisant perdent tous leurs repères si elles doivent marcher dans le brouillard, qui ne permet plus à la vision de jouer son rôle dans la construction de l'équilibre. Dans ce cas, les références horizontales et verticales sont perdues et ces personnes ne parviennent plus à marcher. Il faut alors enquêter plus avant pour savoir si le problème provient du système vestibulaire ou de la capacité du cervelet à traiter les informations qu'il reçoit, ou des deux.

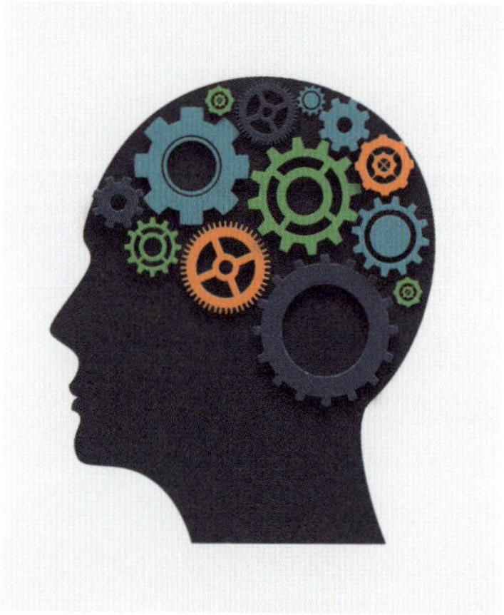

De façon générale, plus les informations parvenant au cerveau reptilien sont riches et complexes, et plus son fonctionnement est sollicité, donc renforcé. Ainsi, les réflexes d'une personne qui a marché plusieurs jours dans des terrains accidentés sont considérablement améliorés : il lui sera facile d'attraper au vol un verre qui tombe d'une table. Son fonctionnement cérébral, y compris celui du néocortex, a été fortement amélioré du fait de l'activation du système nerveux autonome, qui contribue aussi à l'entretien des cellules cérébrales.

En tout état de cause, il faut garder à l'esprit que la seule manière de développer la plasticité du cerveau reptilien est apportée par l'activité physique et par les thérapies manuelles. La richesse des signaux que lui adresse le corps – y compris ceux qui viennent des stimulations visuelles, auditives, gustatives et tactiles est essentielle à son bon fonctionnement.

Le travail à basse intensité

Partant de ces principes, l'analyse posturale que réalise l'appareil Neurocom permet de savoir quelles régions du corps stimuler en priorité : système vestibulaire, jambes, tronc, etc. Le premier type d'action consiste ainsi à activer le système nerveux autonome grâce à des mouvements inhabituels : le cervelet et le cerveau reptilien en général doivent alors mettre en place la coordination des mouvements et donc promouvoir un développement musculaire adapté et harmonieux.

Pour la plupart des personnes, le développement de la force en tant que telle n'a en effet pas de réelle utilité si elle est déconnectée du renforcement de la capacité de coordination sensorimotrice. C'est pourquoi les exercices de renforcement musculaire de basse intensité doivent être pensés pour solliciter le plus grand nombre de muscles à la fois de façon dynamique.

Ainsi, alors que la flexion des membres inférieurs est classiquement pratiquée sur le sol, le fait de la pratiquer sur une surface mobile instable modifie tout à fait l'intérêt du geste. Alors que la première formule fait essentiellement travailler le quadriceps, la seconde mobilise de façon beaucoup plus intense le sens de l'équilibre, participe au gainage abdominal et dorsal et sollicite les épaules et les bras dans le cadre d'un mouvement complexe. Ce mouvement sollicite pour ainsi dire tous les muscles et informe de façon très intense le système nerveux autonome en sollicitant un très grand nombre de mécanorécepteurs.

Pionnier de cette approche, le préparateur physique Jean-Pierre Egger, fondateur du concept de force musculaire pour toutes sortes de disciplines sportives, travaille toujours en ce sens, en alliant puissance, déstabilisation et précision. Ainsi, un ballon lourd devra être lancé vers une cible : ces exercices visent à muscler tout en développant le sens de la concentration tourné à la fois vers le corps et vers l'extérieur. Certains exercices qu'il propose s'appuient sur des situations instables dans lesquelles la personne doit créer de la stabilité externe grâce à son adaptation neuronale.

De ce point de vue, il faut souligner qu'il a été prouvé que l'activité physique augmente la neuroplasticité et la production de neurones du cerveau, alors que l'on a longtemps cru que le cerveau de l'adulte était figé.*

La neuroplasticité – c'est-à-dire l'adaptation du cerveau à ces sollicitations à travers la création de nouvelles connexions (synapses*) entre ses cellules nerveuses, améliore ainsi l'efficience du système nerveux dans son ensemble, qu'il s'agisse de la régulation de l'organisme comme de ses fonctions cognitives.

En tout état de cause, les exercices de ce type sont adaptés systématiquement à la situation de la personne. C'est en réponse à cette information riche et complexe que le système nerveux autonome va commander le développement de tels ou tels muscles et de leur environnement, car ceux-ci ne disposent pas de la capacité de se développer eux-mêmes. De façon logique, cette modalité du travail musculaire protège aussi les articulations, contrairement au travail sur machine qui les sollicite dans des conditions simplifiées.

Les exercices à haute intensité

En parallèle de ces exercices de musculation globale et de coordination, il est très important de travailler la force maximale, parce qu'elle permet de développer la coordination interne des muscles et apporte des informations essentielles au cerveau, en stimulant aussi fortement l'activation neuronale. En effet, les exercices variés à très haute intensité tels que l'haltérophilie dynamisent le métabolisme des muscles, ce qui ralentit le vieillissement : ces efforts rapides et très importants provoquent la production de télomérase, une enzyme qui garantit la qualité de la division et de la reproduction des cellules au sein des tissus. C'est ce qui explique notamment que les sportifs de haut niveau, atteignant l'âge de 80 ans, ne présentent aucune nécrose musculaire de vieillissement et perdent moins de masse musculaire que les autres.

Par conséquent, contrairement à une idée reçue, il faut que les personnes âgées travaillent en intensité, jusqu'à 90 % de leurs capacités, en adaptant bien entendu le niveau d'effort à leurs capacités cardiovasculaires déterminées lors de l'établissement du « Score Santé ». Ce niveau de stimulation permet une activation de l'enzyme télomérase, qui contribue à maintenir la longueur du télomère (connu comme indicateur de l'âge biologique de l'individu).

De la sorte, il faut au cas par cas déterminer quelle nourriture cérébrale apporter à la personne à partir de la capacité de coordination mesurée par l'appareil Neurocom et par les autres tests musculaires.

À partir des aptitudes de départ, il faut déterminer le bon équilibre entre activité cardiovasculaire, coordination et développement de la force, en prenant en compte les goûts de la personne et le temps qu'elle peut accorder à l'activité physique. Dans l'idéal, il faudrait que chacun d'entre nous pratique environ six heures de sport par semaine, mais pour celui qui n'a au départ aucune activité physique, il est possible de tirer un très grand bénéfice d'une activité hebdomadaire de l'ordre d'une heure et demie ou un peu plus, à condition qu'elle soit adaptée à ses besoins précis.

En tout état de cause, il est essentiel de remettre en cause l'idée selon laquelle il suffit de pratiquer une activité physique pour améliorer *ipso facto* l'état de santé, idée courante dans le milieu médical et dans celui des préparateurs physiques. Les approches classiques en la matière négligent le fait que le principal facteur limitant n'est pas le métabolisme des régions périphériques* en tant que tel, mais le rôle central que joue le système nerveux autonome pour répondre à la charge sensori-motrice qui lui est adressée. C'est désormais sur ce point que doit porter toute notre attention.

C'est d'autant plus vrai qu'à défaut de le faire, les risques encourus par la personne peuvent être tout à fait réels si elle n'est pas encore en situation de supporter la charge liée aux nouvelles activités physiques. Et, même si les conséquences ne sont pas traumatiques, proposer des exercices inadaptés peut souvent conduire à l'épuisement et amener la personne à abandonner l'entraînement, alors que le facteur clé de la réussite dépend avant tout de la constance de la personne et de son engagement.

Yoga et gymnastique sensorielle

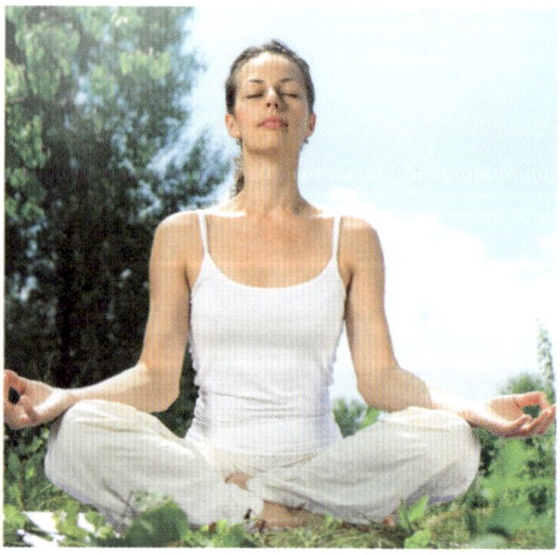

Dans le cadre de ces principes, le yoga peut être très utile pour travailler la coordination nécessaire pour réaliser et tenir les postures. Il en va de même des autres gymnastiques sensorielles : comme le tai-chi-chuan, le yoga est très intéressant pour varier la vitesse des mouvements, ce qui est essentiel pour développer le sens de la coordination en variant la stimulation des mécanorécepteurs. Les mouvements du yoga sont lents, voire très lents, ce qui permet de se hâter lentement et de préparer les mouvements plus rapides.

Le yoga et les techniques apparentées apportent en premier lieu l'avantage de la relaxation, qui joue aussi un rôle bénéfique. Mais surtout, le principe des postures est d'étirer une chaîne musculaire en contractant la chaîne antagoniste. Or, le fait que la longueur des muscles soit correcte est un signe très important de santé. Chez la plupart des personnes stressées, le système sympathique raccourcit les chaînes musculaires postérieures. Les postures apportent alors à la fois des étirements et une musculation très précise.

En outre, le yoga et les gymnastiques sensorielles développent le ressenti des pratiquants. De la sorte, ils permettent aussi de développer le sens de la concentration, qui met en jeu différentes parties du cerveau. Dans ces contextes, le cortex travaille, ce qui permet d'affiner les gestes et de vivre l'expérience motrice de l'intérieur et non plus passivement. Toute activité physique doit donner lieu à l'intention d'apprendre à travers le ressenti : l'exercice de cette faculté d'observation contribue grandement à améliorer la mémoire, le sens de l'attention dirigée et la qualité de la prise de décision.

L'action des thérapies manuelles

Les thérapies manuelles reposent sur les mêmes fondements que les activités physiques et visent essentiellement à agir sur le cerveau reptilien, ce dont la plupart des personnes n'ont pas conscience.

Au départ, les pratiques manipulatoires empiriques – telles que l'ostéopathie et la chiropractie – ont été créés sur des fondements non scientifiques. L'ostéopathie cherche à normaliser la circulation sanguine locale, la lésion ostéopathique étant considérée comme une perturbation du flux sanguin. La subluxation chiropratique est, quant à elle, pensée comme une perturbation de l'influx nerveux. Petit à petit, ostéopathes et chiropracteurs ont évolué vers une vision plus mécanistique, parlant plus de « blocage ou de dysfonction articulaire ».

Grâce aux connaissances contemporaines, ces approches apparaissent scientifiquement non fondées, bien que le geste thérapeutique soit, lui, approprié. Les progrès en neurologie démontrent que l'effet de l'ensemble des thérapies manuelles repose en fait sur leur influence sur les récepteurs présents dans les différents tissus, qui informent en continu le cervelet et, par voie de conséquence, le cerveau reptilien.

Les thérapies manuelles comme un moyen parmi d'autres de développer la santé de façon globale grâce à l'activation de ces divers récepteurs, dont la stimulation vise des effets précis. Selon l'effet recherché et selon les informations auxquelles sont sensibles les différents types de récepteurs, il est possible de recourir à la pression, à la chaleur, au froid, aux vibrations ou à un simple effleurement.

Tout d'abord, il est possible de stimuler les récepteurs articulaires. Ces récepteurs sont reliés à des fibres nerveuses rapides (myélinisées), et cette intervention permet de stimuler directement le cervelet, puis le cerveau reptilien, selon des logiques comparables aux exercices de coordination sensorimotrice. D'autres gestes manuels ont par ailleurs une influence sur les organes tendineux de Golgi, qui sont situés à la jonction entre les tendons et les muscles, et qui sont reliés au système nerveux autonome par des fibres nerveuses rapides.

Les thérapies manuelles permettent aussi d'agir de façon plus complète en stimulant les récepteurs tuttipotentiels* situés dans presque toutes les parties de notre corps et particulièrement présents dans notre peau. Ils sont aussi présents dans les tissus sous-cutanés ou dans les fascias*. Les influx nerveux qui en sont issus sont transportés vers le système nerveux autonome par des fibres nerveuses non myélinisées. Elles transfèrent leurs informations très lentement, tout comme les fibres nerveuses descendantes du système sympathique, qui ne sont pas myélinisées : elles assurent une connexion lente entre le système nerveux autonome et le reste du corps d'une façon néanmoins très efficace.

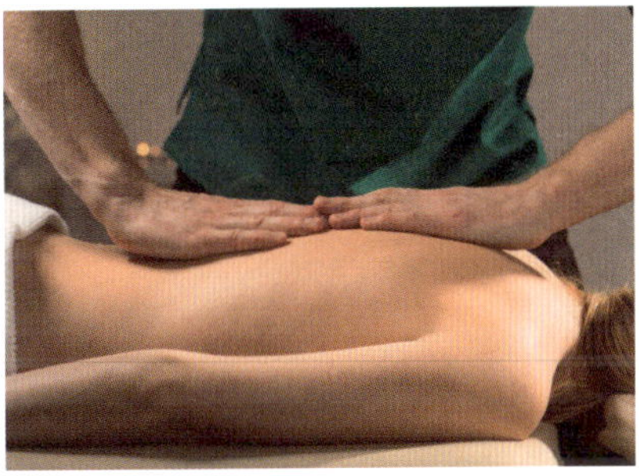

Le travail sur les récepteurs tuttipotentiels peut utiliser le chaud, le froid, la pression et la vibration, comme le fait la médecine chinoise, qui utilise aussi des aiguilles depuis des millénaires. J'utilise en particulier la cryothérapie pour stimuler le système sympathique et à l'occasion. Il est possible de recourir à ces modalités de stimulation variées en pratiquant différentes sortes de massages profonds ou superficiels. Ces actions entraînent d'abord des effets locaux, par exemple sur les tissus musculaires, sur la circulation lymphatique ou sur l'influx veineux, tout comme sur le système sympathique, en modifiant la taille des vaisseaux sanguins.

Les zones et le type de récepteurs à activer ou à apaiser sont déterminés grâce à l'examen clinique, aux résultats obtenus grâce à l'appareil Neurocom et à la thermographie infrarouge. L'objectif global est la stimulation ou le ralentissement des fonctions sympathiques ou parasympathiques selon les zones travaillées. Le secteur d'activation du système parasympathique est celui du crâne et des vertèbres cervicales supérieures, qui offrent un accès très proche du nerf vague, tout comme les régions du sacrum et du bassin. La stimulation du système sympathique s'exerce, quant à elle, essentiellement dans la région de la jonction cervico-dorsale et *via* la cage thoracique.

Cette fois encore, les gestes retenus visent à activer ces deux systèmes en fonction des spécificités des personnes afin de renforcer la plasticité du système nerveux autonome. L'effet de stimulation des systèmes sympathique et/ou parasympathique se traduit bien souvent par des signes immédiats : au sortir d'une séance de thérapie manuelle, nombre de mes patients se mettent à transpirer ou à pleurer, tandis que d'autres ont la chair de poule ou présentent des rougeurs cutanées. Ces réactions autonomiques* montrent que quelque chose s'est passé au niveau du cerveau reptilien.

Rompre les cercles vicieux

De façon générale, la thérapie manuelle vise à créer les conditions d'une circulation efficace de l'information. Comme l'activité physique, elle fait partie des clés qui peuvent être mobilisées pour agir sur l'ensemble des fonctions du système nerveux autonome.

Ainsi, le plus souvent, les dysfonctionnements de la coordination sensorimotrice et de l'activité des récepteurs s'auto-entretiennent. On peut se demander si tel ou tel symptôme est d'origine articulaire ou musculaire, mais lorsqu'une dysfonction apparaît en un endroit du corps, elle se répercute sur la peau, sur la circulation des artérioles et sur le retour veineux, sur le drainage lymphatique, sur les fascias, sur les muscles, et finalement sur les articulations. Le terrain inflammatoire accentue ces phénomènes, mais le point de départ des désordres peut être situé à différents endroits de ces cercles vicieux.

L'objectif thérapeutique est alors de créer des cercles vertueux en relançant les mécanismes de l'homéostasie locale mis à mal par une tendinite, par exemple. C'est en raison de cette vision globale que les personnes qui suivent une cure dans le centre Lon[h]ea sont traitées en thérapie manuelle une heure par jour. Elles sont aussi massées en fin de la journée afin de les aider à récupérer des exercices du jour.

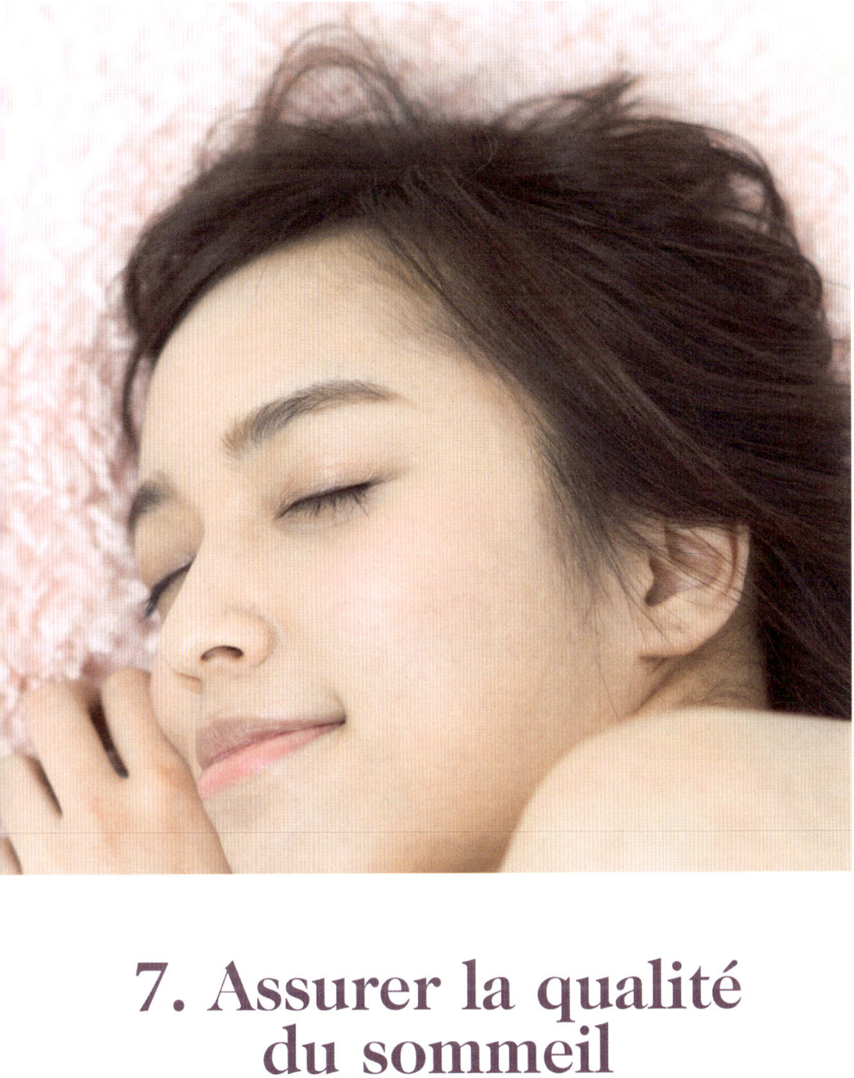

7. Assurer la qualité du sommeil

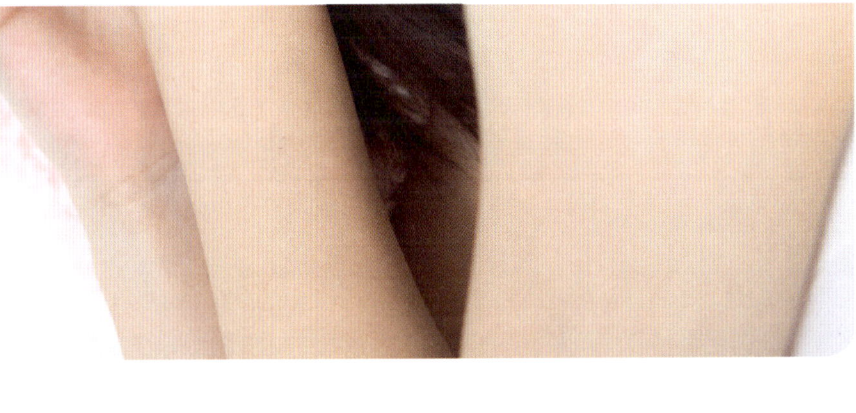

Un tiers de notre vie se déroule… en dormant, et la qualité du sommeil est un critère clé pour l'évaluation de notre état de santé. Lorsque nous dormons, nous rompons l'essentiel de notre relation consciente avec l'extérieur, mais notre corps effectue un travail irremplaçable. Notre corps est fait pour dormir la nuit, pendant laquelle se déroulent des mécanismes métaboliques et cérébraux essentiels. Le sommeil est commandé par des signaux émis par le cortex et modulés par le système nerveux autonome. Pendant cette période, notre corps se répare et s'entretient, puisque l'activité du système parasympathique domine. Mais nos modes de vie contemporains nous empêchent souvent de bien dormir, ce qui se traduit par des risques de santé majeurs. C'est pourquoi la méthode exposée ici considère la qualité du sommeil comme le principal critère de la santé et apporte des moyens pour la restaurer.

Nous oublions souvent que nous passons environ le tiers de notre vie à dormir et que la qualité de notre sommeil est une des conditions centrales de notre santé. Le sommeil est indispensable au bon fonctionnement de l'organisme et à la longévité, puisque les centenaires se sont le plus souvent couchés tôt tout au long de leur vie. De façon cohérente, la privation de sommeil engendre des désordres profonds des points de vue métabolique, nerveux et psychique. C'est aussi le cas des troubles plus courants du sommeil.

En somme, toute la méthode décrite dans ce livre a pour résultante de donner à chacun les conditions d'un bon sommeil, essentiel pour la récupération et le nettoyage de l'organisme, à tel point que ce chapitre est une sorte de pré-conclusion de ce livre.

Alternance veille/sommeil et phases du sommeil

Qu'est-ce que le sommeil ? Quand nous dormons, nous perdons conscience de notre environnement extérieur, bien que notre système sensoriel continue, lui, à jouer un rôle de vigie : une personne endormie réagit en particulier au toucher, au bruit et à la parole dans un grand nombre de circonstances qui, souvent, conduisent à l'éveil. En parallèle, le tonus musculaire d'un sujet qui s'endort s'affaiblit de plus en plus à mesure qu'il entre dans le sommeil le plus profond, et son activité métabolique est considérablement modifiée par rapport à l'état de veille.

L'alternance entre l'état de veille et le sommeil est réglée par le rythme circadien, élément essentiel de notre homéostasie. Notre corps possède une horloge biologique interne calée sur un cycle d'une durée de 25 heures environ, et qui est ré-étalonnée en fonction des facteurs externes. À cet égard, la lumière joue un rôle très important, parce que l'horloge interne dépend de l'activité de cellules situées dans la rétine de l'œil, qui sont stimulées par la lumière bleue.

Le sommeil nocturne n'est pas un temps homogène. Nous y entrons à travers la phase d'endormissement, qui se caractérise par une baisse de la température corporelle (de 36 °C environ au cours de la nuit), par la baisse de la fréquence cardiaque et de la vigilance, et qui dure normalement jusqu'à vingt minutes. Le sommeil proprement dit est, quant à lui, constitué par la succession de trois à cinq cycles dont la durée s'étale de 60 à 120 minutes selon les personnes.

Cinq phases se succèdent au cours de chaque cycle de sommeil. Les quatre premières sont celle du sommeil dit lent, en raison de la faible fréquence des ondes cérébrales relevées à l'électro-encéphalogramme, dites ondes delta.

L'essentiel de ces premières phases est constitué par le sommeil léger, qui représente environ la moitié de la durée totale du sommeil. Puis vient le sommeil profond : à ce moment, les mécanismes vitaux ralentissent et deviennent réguliers et les mouvements des yeux disparaissent presque entièrement.

Durant toute la durée du sommeil lent, l'activité cérébrale ralentit, donc sa consommation d'oxygène. Chacun d'entre nous passe environ 1 h 40 par nuit dans ce sommeil profond : c'est à ce moment que les divisions cellulaires, qui permettent à nos tissus de se renouveler, ont lieu.

L'action du système parasympathique prédomine durant le sommeil léger et le sommeil profond. Ce n'est pas le cas pendant la dernière phase du cycle, dite du « sommeil paradoxal », lors de laquelle le système sympathique est activé. Pendant cette phase, l'activité cérébrale est importante, proche de celle de l'éveil, les mouvements des yeux sont intenses sous les paupières, et le rythme cardiaque s'accélère. Les organes sexuels entrent en érection et cette phase, dont la durée s'allonge au fil de la nuit, est particulièrement propice au rêve. Cette phase est dite de « sommeil paradoxal », parce que les muscles sont totalement relâchés pendant cette période, pendant laquelle le mouvement du corps est normalement totalement inhibé. Ce type de sommeil représente en général plus du cinquième de nos nuits et semble conduire au réveil. Chaque cycle est en effet séparé, de façon normale, du suivant par un éveil de trois minutes environ, dont nous ne souvenons généralement pas.

Le point essentiel est que chaque cycle du sommeil se déroule de la même façon : si nous sommes réveillés au cours de la nuit, il nous faut repartir à zéro et reprendre le prochain cycle à partir de la phase d'endormissement.

La durée totale du sommeil évolue de façon normale au cours de l'existence : un nourrisson passe jusqu'à 20 heures par jour à dormir, en grande partie sous forme de sommeil paradoxal, un enfant de 6 à 12 ans de 9 à 12 heures, et un adulte de 7 à 8 heures en moyenne. Une personne de plus de

60 ans se contente de 7 heures, rarement d'une seule traite : la qualité du sommeil tend en effet à se dégrader avec l'âge.

Les fonctions métaboliques liées au sommeil

Du point de vue physiologique, le sommeil est essentiellement déclenché par l'augmentation progressive du taux d'adénosine au cours de la journée, bien que d'autres substances d'origine métabolique soient en cause. Au gré de cette hausse progressive, le système nerveux autonome intervient pour stopper la production des deux hormones que sont l'histamine et le cortisol. Le système nerveux autonome commande alors la baisse de la température corporelle, et notamment du cerveau, grâce à la sécrétion d'une hormone cérébrale, la mélatonine : elle commence au début de la nuit et se maintient ensuite, puisqu'elle est produite en situation d'obscurité.

Cette baisse de la température, à partir de 22 h 00 environ, provoque la somnolence, puis l'endormissement. Il faut noter qu'une autre baisse de la température intervient vers 14 h 00, ce que reflète la pratique de la sieste, courante dans de nombreuses régions du monde. L'horaire précis du début de la production de mélatonine dépend des individus en raison de facteurs génétiques. Ceci étant, les stimuli tels que la lumière, le stress, la température ambiante et l'activité physique modifient l'horaire de sécrétion de la mélatonine. Au fil de la nuit, l'adénosine est éliminée par le métabolisme, ce qui conduit progressivement au réveil en raison de la hausse de la production de cortisol – l'hormone du système sympathique et du stress.

Lorsque le sommeil est de bonne qualité, les rythmes des activités cardiaques, ventilatoires et cérébrales sont synchronisés du fait de la coordination par le système nerveux autonome durant la plus grande partie de la nuit. Du point de vue métabolique, l'activité du système parasympathique, qui commande les phénomènes cataboliques*, donc de nettoyage de l'organisme, est plus intense durant le sommeil. Ce temps de prédominance parasympathique est essentiel, ce d'autant plus que les modes de vie courants sur-stimulent très souvent le système sympathique durant la journée.

Le rôle bénéfique du sommeil est aussi essentiel pour le système nerveux, et en particulier pour le cerveau (toutes régions confondues), donc pour la santé psychique.

Durant le sommeil, les réseaux de neurones du cerveau sont remodelés à la suite des expériences de la journée, à la fois pour modifier les schémas comportementaux et consolider le substrat mémoriel des expériences qui en sont la source principale.

Ainsi, nombre de mammifères rêvent, ce qui est documenté sans que l'on en connaisse la cause, mais on sait que c'est en lien avec ces réaménagements neuronaux indispensables en particulier pour la consolidation des apprentissages. Albert Einstein dormait 12 heures par nuit, et l'on sait que les troubles du sommeil altèrent les capacités cognitives. Chez l'être humain, le rêve nocturne, qui a lieu essentiellement durant les temps de sommeil paradoxal, apparaît jouer un rôle crucial compte tenu de la complexité de son néocortex : la privation de sommeil aboutit à des hallucinations diurnes, de sorte que le rêve semble en quelque sorte le moyen ordinaire d'halluciner sans porter atteinte à l'activité mentale de la journée et aux comportements sociaux qui forment la plus grande partie de l'expérience quotidienne de notre espèce.

Les perturbations du sommeil et les risques induits

Étant la forme la plus complète du repos, le sommeil joue un rôle central pour la santé, à la fois sur le plan physique et mental. Ses troubles sont fréquents (en France, par exemple, un tiers de la population souffre d'insomnies plus ou moins sévères) et dégradent de façon importante la santé des personnes qui y sont sujettes.

L'insomnie n'est pas un phénomène homogène. Certaines sont liées à des difficultés d'endormissement, d'autres à la survenue de réveils nocturnes, d'autres à la sensation d'un sommeil non réparateur. Et il arrive aussi que des personnes considèrent n'avoir pas correctement dormi parce qu'elles se souviennent des réveils entre deux cycles. À l'inverse, certaines personnes, beaucoup moins nombreuses, présentent un besoin excessif de sommeil, y compris durant la journée, ce qui n'est pas toujours sans lien avec l'insuffisante qualité du sommeil nocturne. Ces perturbations dégradent la qualité du métabolisme et induisent des états de somnolence durant l'éveil, et leurs conséquences sont de mieux en mieux connues.

Outre l'augmentation importante des risques d'accidents, mal dormir de façon chronique augmente les risques de diabète, d'obésité, de maladies cardiovasculaires, et même les risques infectieux, puisque le sommeil est important pour le bon fonctionnement du système immunitaire acquis. La mauvaise qualité du sommeil augmente aussi les risques d'irritabilité et de symptômes dépressifs (donc de suicide) et, à terme, la possibilité d'apparition de maladies neuro-dégénératives, dont la maladie d'Alzheimer. Les troubles du sommeil augmentent aussi les risques de cancer de la prostate de façon prouvée.

L'augmentation des risques cardiovasculaires provient, pour sa part, essentiellement de la perturbation du fonctionnement du système nerveux autonome : les rythmes cardiaques, ventilatoires et cérébraux sont alors désynchronisés, et l'activité parasympathique est déstabilisée par une activation anormale du système sympathique. La hausse de la probabilité d'apparition du diabète de type 2 est, quant à elle, liée à la perturbation du rythme circadien, ce qui dérégule la synthèse d'hormones telles que le cortisol ou l'hormone de croissance, essentielles pour le métabolisme du glucose. À défaut de sommeil insuffisamment réparateur, la production de cortisol est désynchronisée et provoque une augmentation de l'inflammation générale.

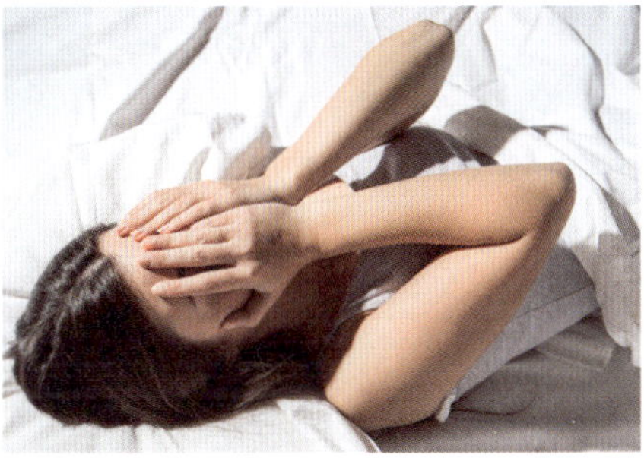

Par ailleurs, la mauvaise qualité du sommeil affecte lourdement le fonctionnement du système digestif. La plupart d'entre nous avons sans doute fait l'expérience des effets d'une nuit blanche, qui perturbe le plus souvent le transit intestinal pendant deux ou trois jours. Nous allons normalement à la selle peu après notre réveil, mais ce rythme est perturbé en cas de mauvaise nuit, parce que notre corps se déshydrate en raison de la chute de la production nocturne d'une hormone antidiurétique.

Il est aussi constaté que les personnes qui se privent de sommeil ont plus souvent faim que les autres, ce qui donne raison au proverbe « qui dort, dîne » : c'est compréhensible, puisque la régulation de la production de l'hormone de satiété (leptine) a lieu durant la nuit. Des études épidémiologiques ont ainsi documenté le lien existant entre la durée de sommeil moyen et l'indice de masse corporelle. Mais surtout, la mauvaise qualité du sommeil favorise l'inflammation chronique des organes du tube digestif et de façon générale la hausse des marqueurs pro-inflammatoires, ce qui engendre des cercles vicieux. Ces cercles vicieux existent aussi du point de vue de la santé psychique, parce que l'un des effets de la dépression est l'altération du sommeil.

De plus, l'apnée du sommeil, qui touche environ une personne sur vingt, est de plus en plus couramment diagnostiquée et traitée médicalement (voir encadré ci-contre). Elle représente un trouble grave du sommeil, car l'insuffisante oxygénation réveille le dormeur, qui ne parcourt pas toutes les phases de ses cycles et n'atteint généralement pas le sommeil profond et le sommeil paradoxal.

Inversement, toutes les perturbations de l'organisme, ainsi que les problèmes émotionnels, influent sur le sommeil. Les capacités de récupération nocturne – parce que le corps humain est fait pour dormir la nuit – dépendent de la qualité du travail des deux cerveaux pendant la journée.

Mastiquer pour éviter l'apnée du sommeil

Les appareils respiratoires visant à lutter contre l'apnée du sommeil sont de plus en plus courants. L'apnée du sommeil peut être causée par le système nerveux autonome, ce que le travail au centre de santé Lon(h) ea permet d'améliorer. Mais elle provient le plus souvent de la fermeture intempestive de l'œsophage. Celle-ci est provoquée par le travail insuffisant de la mâchoire.
En effet, parce que la plupart d'entre nous ne mâchons plus suffisamment les aliments, la mâchoire repart en arrière et bloque l'entrée de l'œsophage. À l'inverse, un travail de mastication régulier permet de faire avancer la mâchoire, donc de garantir l'ouverture de l'œsophage. La dégénérescence actuelle de l'appareil masticatoire est générale, et se traduit par un nombre croissant de personnes démunies de dents de sagesse. Il importe donc de manger et de mâcher des aliments suffisamment durs, ce qui est le cas de la plupart des aliments à haute valeur nutritionnelle.

Retrouver un bon sommeil

Pour toutes les raisons fondamentales évoquées ci-dessus, la qualité du sommeil est un indicateur phare de la santé. Une fois encore, le système nerveux autonome est principalement en cause : c'est lui qui règle les mécanismes de base du sommeil en faisant évoluer la sécrétion des différentes hormones impliquées au cours de la journée et la nuit. Mais si la charge allostatique est trop forte, le fonctionnement du système nerveux autonome est atteint et modifié : c'est notamment le cas si le système digestif présente un état inflammatoire. La régulation cardiaque et respiratoire est alors perturbée, ce qui s'oppose au déroulement normal de l'endormissement, puis du sommeil. Les effets peuvent être cumulatifs, parce que le cerveau a besoin du sommeil pour fonctionner de façon optimale.

Ainsi, sur les 27 critères pris en compte dans le cadre du « Score Santé », cinq paramètres concernent l'activité du système nerveux autonome pendant le sommeil.

En pratique, la quantité de sommeil est relativement simple à constater. Sa qualité peut être évaluée à travers des relevés de l'activité respiratoire, du cerveau ou du cœur. Dans le centre Lon[h]hea, la santé des personnes accompagnées est suivie en les équipant d'un appareil de mesure de la variabilité cardiaque pendant une nuit de sommeil entière : ses relevés permettent d'étudier les activités cardiaques et respiratoires.

Du point de vue clinique, il importe de savoir si les perturbations du sommeil proviennent d'un dérèglement des mécanismes de base du sommeil commandés par le système nerveux autonome, qui tendent à faire diminuer la température corporelle, ou si les phénomènes secondaires, qui perturbent les effets normaux d'endormissement et de bon déroulement du sommeil, sont en cause.

Si le problème provient du dérèglement des mécanismes de base, il faut travailler essentiellement sur le cerveau, afin de favoriser la production de tous les neurotransmetteurs dont il a besoin. Cela suppose avant tout que les activités physiques soient suffisantes pour que le système nerveux autonome produise ces neurotransmetteurs, afin que le cerveau émette correctement les signaux hormonaux de base du sommeil, qui se traduisent par la prédominance du système parasympathique pendant l'essentiel de la nuit. Comme nous l'avons vu, l'activité physique favorise le bon fonctionnement du système nerveux autonome, mais elle favorise par un autre biais le sommeil par le moyen de la régulation de la température, puisque que les quatre cinquièmes de l'énergie musculaire sont transformés en chaleur.

Dans le cadre de la clinique de la salutogenèse, une fois que le système immunitaire inné a été rétabli à un haut niveau et que les exercices physiques ont stimulé le cerveau, le fonctionnement du système parasympathique et du système nerveux autonome est considérablement amélioré, et la qualité du sommeil tend à s'améliorer.

Améliorer le fonctionnement de base des mécanismes cérébraux qui programment le sommeil passe aussi souvent par le fait de proposer en soirée des activités moins excitantes. Ainsi, pour ceux qui sont absolument accros aux écrans, l'utilisation de filtres bleus permet d'atteindre de véritables résultats en simulant une lumière nocturne.

Lorsque ce sont les phénomènes secondaires qui perturbent l'endormissement et le sommeil, il est important de jouer sur l'activité physique pour rétablir les cycles de production du cortisol et de la mélatonine, en particulier pour réduire la production de cortisol, qui est souvent trop élevée en fin de journée en raison du stress diurne. Il est ainsi très utile de favoriser la cohérence de l'activité cardiaque, le cas échéant en utilisant la relaxation et la méditation.

Enfin la composition du repas du soir joue un rôle important : il convient ainsi d'éviter les protéines animales lors de ce repas, parce que leur digestion dure environ six heures et exige de la part du système digestif l'utilisation d'une énergie qui sera transformée en chaleur, ce qui s'oppose à l'endormissement et à la qualité du sommeil. Pour favoriser un bon sommeil, il importe au contraire que la digestion soit terminée, et donc de manger léger le soir, et à une heure pas trop tardive.

En outre, certaines habitudes peuvent être prises pour faciliter l'entrée dans le sommeil : ne pas surchauffer les chambres et se coucher dans des draps frais, prendre un grand bol d'air à la fenêtre avant de se coucher, etc. Et la bonne nouvelle, c'est que les habitudes propices au rétablissement des signaux de base émis par le cerveau et celles qui régulent les phénomènes biologiques qui s'y opposent sont cohérentes :

Il est donc toujours possible d'agir pour améliorer la qualité du sommeil.

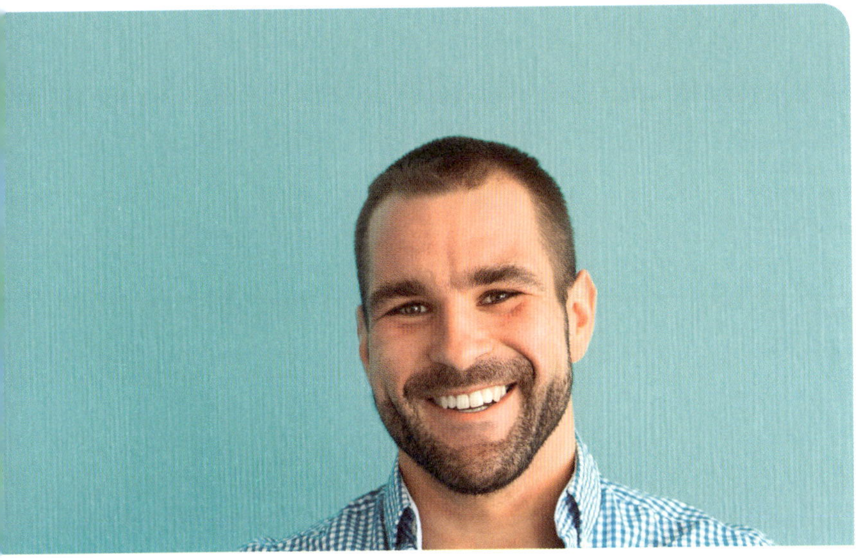

8. Quatre parcours cliniques

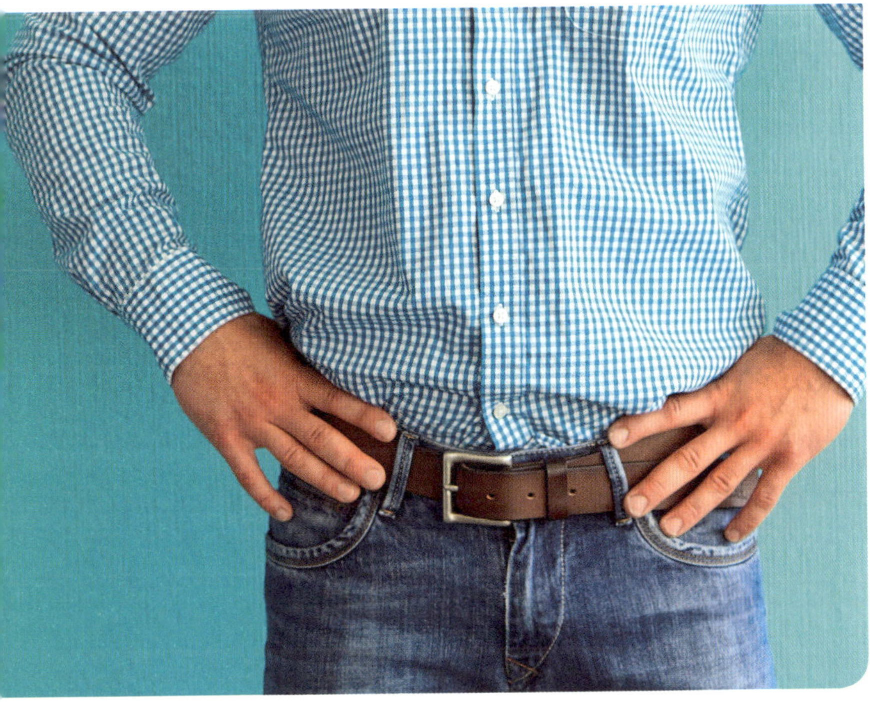

Vous allez partager quatre des mes rencontres récentes avec des personnes de tous âges venues chercher des réponses à leurs problèmes de santé. Des profils différents : un jeune homme, une femme dans la force de l'âge, une dame âgée et un cinquantenaire. Des problèmes divers : une affection rhumatismale, des éruptions cutanées, un début de démence sénile et de sérieux problèmes gastriques et de digestion. Dans tous les cas, la situation de ces personnes a pu être améliorée après échanges, bilans biologiques et traitements adaptés. Des solutions qui ouvrent des voies nouvelles en améliorant le fonctionnement du système immunitaire inné, en fonction des souhaits et des possibilités de chacun. À mon sens, de belles histoires de vie et des portes qui s'ouvrent, sans promettre l'impossible et sans recours à la magie.

Premier cas : un jeune homme sportif

Le premier cas est celui d'un jeune homme né en 1983, et qui est venu consulter pour la première fois en juillet 2017, donc âgé de 34 ans. Il souffre de douleurs dorsales depuis un an environ et a d'abord consulté un rhumatologue qui a posé un diagnostic de spondylarthrite ankylosante, une pathologie rhumatismale. La prise d'antalgiques divers soulage ses douleurs, mais n'apporte pas d'amélioration durable. Un traitement immunosuppresseur (anti-TNF alpha) lui a donc été proposé dans un deuxième temps.

Ce traitement immunosuppresseur est connu pour apporter un réel soulagement de la douleur, mais est par définition facteur de risques d'apparition de nouvelles pathologies, puisqu'il affaiblit le système immunitaire.

Ce jeune homme est embarrassé par la perspective de ce traitement de longue haleine, et c'est alors que je le rencontre. Au cours de l'anamnèse, il s'avère qu'il a beaucoup pratiqué le sport, en particulier le ski en compétition, et qu'il continue à jouer au football malgré ses douleurs, parce qu'il aime bouger et en a besoin. De plus, il a été victime quatre ans avant notre rencontre d'une fracture du crâne qui a été suivie d'un bref coma, dont il s'est remis tant bien que mal. Durant l'année suivant cette fracture, les diarrhées et selles mal formées ont été très fréquentes. Un médecin lui a prescrit des traitements qui arrêtent ces diarrhées, mais elles reprennent dès qu'il cesse de les prendre.

Une prise de sang est pratiquée pour dresser un statut nutritionnel et un état de la flore intestinale, ainsi qu'une posturographie, grâce à l'appareil Neurocom – ceci afin d'inspecter d'éventuelles séquelles motrices de la fracture du crâne. Ce dernier examen met en évidence des troubles fonctionnels importants du système vestibulaire : ce jeune homme a du mal à maintenir son équilibre les yeux fermés. On relève aussi une mauvaise coordination entre mouvements cervicaux et oculaires.

Les examens sanguins sont aussi très intéressants. Les marques d'inflammation sont notables, puisque le taux de CRP dépasse 5,6 mg/l ; une tendance à la production d'endotoxines est relevée, et le sujet souffre clairement d'une infection fongique. Tous les taux d'acides gras sont très bas, ce qui montre que son système digestif n'absorbe pas les lipides, ce qui explique l'état des selles. Les examens montrent aussi que le stress oxydant circulant est élevé.

Cette personne possède sans doute un gène prédisposant à la spondylarthrite ankylosante, qui est une maladie inflammatoire, car plusieurs personnes en souffrent dans sa famille. De plus, l'un des principaux effets secondaires des traumatismes crâniens est la perméabilité intestinale, qui débouche sur une inflammation générale. Il est donc probable que le facteur déclenchant de l'expression du gène ait été le trouble intestinal consécutif à la fracture.

Le traitement proposé consiste à soigner la perméabilité de l'intestin en éliminant l'infection fongique et l'inflammation digestive, et à redonner une fonction correcte au système vestibulaire et à la région cervicale par des manipulations manuelles du crâne et de cette zone. Un jeûne de quatre jours à la soupe de légumes a été pratiqué pour restaurer l'intégrité des jonctions serrées et réduire l'inflammation, et l'infection fongique est attaquée grâce à un probiotique spécifique et à la suppression du gluten, aliment favori des champignons.

Le traitement a été poursuivi trois mois pendant lesquels ce jeune homme a poursuivi ses activités sportives. À l'issue de cette période, les résultats du nouveau prélèvement sanguin étaient satisfaisants et les selles étaient redevenues normales. Les douleurs dorsales avaient disparu. La privation du gluten a été levée, et le jeune homme sait à présent comment se comporter vis-à-vis de son tube digestif afin de maîtriser l'expression de sa prédisposition à la spondylarthrite ankylosante.

À mon sens, les antibiotiques sont pour cette personne absolument contre-indiqués, au risque de favoriser la réapparition des troubles. Ce jeune sportif sera revu environ une fois par an : la prochaine visite sera l'occasion de tester à nouveau les taux d'acides gras, qui devraient avoir augmenté, puisque la fonction intestinale s'est grandement améliorée.

Deuxième cas : une femme dans la force de l'âge

Une femme, alors âgée de 48 ans, est arrivée en 2016 dans le centre de santé. Ce jour-là, elle était couverte d'une affection cutanée disgracieuse qui avait envahi tout son corps depuis un an. L'hôpital avait prescrit un traitement à la cortisone qui la soulageait, qui mais ne permettait pas d'empêcher la réapparition du problème.

Cette personne vivait à l'époque avec sa fille de 6 ans après s'être séparée de son mari deux ans auparavant. Soumise à un stress et à une charge de famille importants, elle ne pouvait donc se détendre que très rarement. De plus, elle n'aimait pas beaucoup son travail et traversait donc une période difficile quand elle est arrivée. Malgré tout, elle pratiquait deux à trois fois par semaine son fitness pour souffler un peu, restant sujette à une fatigue lancinante et à des problèmes de sommeil récurrents. Les infections urinaires étaient aussi récurrentes depuis un an et avaient été traitées par des antibiothérapies.

Le bilan sanguin montre l'existence d'une micro-inflammation digestive, le taux de CRP étant de 2,2 mg/l environ. Le taux d'Omégas-3 est correct, mais il lui manque l'acide gras gamma-linoléique, Oméga-6, déterminant pour la santé de la peau. Les carences en vitamines B9 et B12 sont réciproquement fortes et très fortes, ce qui signe l'état de fatigue.

Le traitement a consisté à apporter un probiotique multisouches pour essayer de diversifier la flore intestinale et normaliser les fonctions intestinales, ainsi qu'un prébiotique sous forme de fibres alimentaires (fructo-oligosaccharides), afin de favoriser le développement des bactéries implantées. La prise d'Omégas-3 et d'huile de bourrache a complété ces apports afin d'améliorer le fonctionnement de la peau. Des compléments en vitamines B9 et B12 ont été apportés pour faciliter la récupération du sommeil à travers la prise du produit « Cerveau Plus » conçu par mes soins et qui comprend tous les cofacteurs nécessaires à la production des neurotransmetteurs cérébraux.

Deux mois après l'administration de ce protocole, les troubles cutanés avaient totalement disparu et ne sont pas réapparus depuis. Cette femme a regagné en énergie et en qualité de sommeil, et son anxiété a beaucoup reculé.

Depuis, la situation s'est stabilisée, et cette personne est actuellement en train de changer de travail, ce qui occasionne quelques problèmes émotionnels, qu'il sera plus facile de maîtriser. Des visites espacées de quelques mois ont encore lieu en raison d'une légère faiblesse intestinale. Cette femme respecte les grands conseils alimentaires que je préconise, mais a encore du mal à éviter tous les produits alimentaires industriels en raison de son emploi du temps professionnel. Elle trace son chemin tranquillement.

Troisième cas : une dame âgée diagnostiquée en démence débutante

Très satisfaite de l'amélioration de sa peau, la femme mentionnée ci-dessus n'a pas tardé à adresser sa mère, alors âgée de 84 ans, toujours en 2016. Cette dame avait été diagnostiquée en démence sénile débutante, parce qu'elle avait tendance à perdre ses repères et à s'égarer.

Même si elle était en pleine forme du point de vue physique, cette situation devenait compliquée à prendre en charge, puisqu'elle ne retrouvait plus le chemin de sa maison. De façon classique, elle avait aussi tendance à ne plus se souvenir des conversations récentes. La patiente précédente m'amène donc sa mère, visiblement contente de vivre et dont les yeux pétillaient de l'envie de s'activer malgré son déficit.

Après bilan sanguin, il s'est avéré que le taux de CRP+ était assez élevé, de l'ordre de 7,9 mg/l, soit un terrain inflammatoire plutôt classique pour son âge – ce taux s'élève en effet de façon normale avec les années. Ce phénomène est en lien avec la péjoration de la qualité de la flore intestinale, qui devient généralement plus pro-inflammatoire avec le temps, notamment si l'alimentation n'est pas optimale. Les taux d'acides gras étaient corrects, mais les concentrations en vitamines B9 et B12 se sont avérées extrêmement basses, alors que les niveaux d'antioxydants, de zinc et de sélénium étaient très bas.

Les enzymes cellulaires antioxydants étaient quant à eux très élevés, ce qui montrait que le corps de cette dame dépensait beaucoup d'énergie pour lutter, et elle était aussi à la limite de l'anémie.

Comme cette dame aimait bien manger, j'ai axé les conseils et les compléments alimentaires sur la nourriture du cerveau : elle a pris la préparation « Cerveau Plus », et a consommé des compléments alimentaires antioxydants (astaxanthine), bien qu'il ait été difficile de lui faire comprendre les posologies pendant près d'un mois. Mais surtout, elle s'est mise à la gymnastique deux fois par semaine dans le centre, même si elle avait tendance à se perdre au départ et à ne pas retrouver le centre, ce qui a amené quelques complications. Les débuts de cette activité ont été très doux pour tenir compte de sa perte partielle d'équilibre.

Pourtant, au bout de trois mois, la mémoire est redevenue normale, y compris d'une semaine à l'autre. Cette dame ne se perdait plus, allait fort bien, et se plaisait au centre. Un an après le début de ce protocole, elle a malheureusement attrapé une grippe qui a dégénéré en pneumonie, et elle est décédée trois semaines après avoir déclaré sa grippe.

Cependant, elle a pu vivre le plus longtemps possible avec une bonne qualité de vie – pour elle, pour sa fille et pour sa petite-fille, dont elle s'occupait beaucoup. Alors qu'elle avait été diagnostiquée comme en voie de démence sénile, elle n'a été en réalité dépendante de personne et a donc vécu correctement chez elle, jusqu'au bout de sa vie ou presque, évitant de rejoindre un établissement médico-social et jouissant d'une grande richesse émotionnelle avec les membres de sa famille.

Quatrième cas : un homme pré-diabétique

Marié et père de deux enfants, un homme de 50 ans s'est rendu au centre en 2016 en raison de gastrites chroniques apparues depuis plus de trois ans, compliqués de troubles gastriques avec ballonnements et selles très variables, ainsi que de fatigue chronique et de troubles du sommeil. Il n'avait plus tellement envie de faire des efforts en raison de cet état. Il continuait à faire son travail de consultant en entreprise, mais est arrivé très accablé et assommé par cette situation.

Ce tableau a été déclenché par une première gastrite remontant plus de trois ans en arrière et qui n'a jamais totalement disparu malgré la prescription d'inhibiteurs de pompe à protons (IPP), et cette personne ne pratiquait plus depuis lors aucune activité physique.

Son bilan sanguin montre une micro-inflammation très bénigne (taux de CRP à 1,3 mg/l), un statut correct en Omégas-3 (sans plus), une concentration en homocystéine très élevée et un très faible taux de vitamines B9 et B12. Mais surtout, le taux de glucose était de 6,9 mmol/l, au-dessus de la norme, et cet homme était donc pour ainsi dire prédiabétique. Les dysfonctionnements métaboliques initiaux étaient donc assez importants.

Le traitement a été long et assez compliqué. Il a consisté à supprimer les IPP, qui modifient le pH et qui perturbent donc la digestion stomacale. Alors que l'agression acide de la muqueuse provient au départ de l'inadaptation de la flore gastrique, l'utilisation des IPP perturbe la digestion tout au long des intestins. Le traitement a visé la normalisation de la flore de l'estomac jusqu'à l'anus. Des premiers probiotiques spécifiques ont été prescrits afin de rétablir la flore de l'estomac tout en protégeant sa muqueuse grâce à la réglisse. La consommation de betterave rouge a aussi été utilisée puisqu'elle permet de protéger le haut du système digestif. Ce premier protocole a été appliqué pendant six semaines, avec mise en place d'une marche quotidienne de 30 minutes pour lutter contre le diabète.

Dans un deuxième temps, toujours pendant six semaines, un probiotique a été prescrit pour réguler la fonction de l'intestin grêle, en maintenant la même activité physique et la consommation de betterave rouge. Durant les six semaines suivantes, c'est un probiotique spécifique au côlon qui a été utilisé en parallèle d'exercices de renforcement musculaire et de coordination corporelle, à raison de deux séances par semaine.

Au bout d'un peu plus de quatre mois, les douleurs gastriques avaient disparu, et cet homme, qui se remettait en forme tranquillement, avait perdu beaucoup de poids. Le régime a ensuite été consolidé en Omégas-3. Il n'est pas revenu depuis six mois et se porte bien, même s'il peine à maintenir son activité physique au-delà de la marche à pied quotidienne.

Conclusion

Améliorer sa santé en se respectant

Les chapitres précédents ont expliqué comment il est possible d'apporter une aide à tous. Les résultats obtenus sont en particulier notables dans le cadre des maladies chroniques et des troubles fonctionnels, mais pas uniquement. Dans ces dernières pages, je vais m'efforcer de tracer la ligne qui sépare la médecine de la salutogenèse. On y trouvera aussi quelles sont les perspectives politiques globales de l'approche salutogénésique, à l'heure où les systèmes de santé actuels apparaissent condamnés pour des raisons financières et en raison de leur approche pathogénétique. L'attitude éthique portée par la salutogenèse, qui allie confiance et science contemporaine, est aussi présentée. Le lecteur pourra aussi prendre connaissance des prochains développements de ma méthode, qui s'enrichira bientôt des apports de la neurologie fonctionnelle. J'essaye enfin de partager ici l'esprit du message de vie qui m'anime.

Au terme de la lecture de ce livre, vous aurez compris que la salutogenèse et sa déclinaison clinique permettent d'apporter une aide à chacun, selon ses spécificités. Quelle que soit la situation des personnes sur le continuum de santé, il est possible de l'améliorer. Jeunes gens, sportifs, personnes dans la force de l'âge ayant fait ou non la rencontre de la maladie, personnes du troisième ou du quatrième âge : grâce à une approche fondée sur les mécanismes de la santé, la voie défendue et expliquée ici a toujours pour avantage de faire progresser les fondamentaux du bon fonctionnement de notre corps et de livrer de la sorte des clés pour avancer. Même ceux qui s'approchent de la fin de leur vie pourront mieux vivre le temps qui s'offre à eux, ce qui est beaucoup.

L'expérience montre que la pratique clinique de la salutogenèse est très adaptée pour les personnes atteintes de maladies chroniques, puisqu'elle permet d'améliorer la capacité de réponse de l'organisme. Il arrive même souvent que certaines affections chroniques disparaissent, comme c'est le cas pour le diabète de type 2. Cette méthode est aussi tout à fait indiquée dans le cas de troubles fonctionnels tels que les troubles de la digestion, les migraines, etc. L'essentiel des maladies chroniques et des troubles fonctionnels, nous l'avons déjà mentionné, n'existerait pas dans un environnement sain et si les grandes fonctions du corps étaient équilibrées.

Cette pratique clinique est aussi très souvent efficace dans le cas de troubles chroniques de l'humeur, que l'on catalogue beaucoup trop souvent dans la rubrique psychiatrique de la dépression : en pratique, seule une petite part de ces troubles provient réellement de causes psychiques relevant de la psychothérapie. L'une des perspectives d'action de la salutogenèse concerne aussi les maladies neurodégénératives, dont la plus grande partie provient de la rupture de la barrière hémato-encéphalique et de l'atteinte initiale des récepteurs du système nerveux entérique.

Salutogenèse et médecine

Nous avons déjà vu que, du point de vue clinique, la frontière entre la médecine et la salutogenèse est nette. La médecine allopathique a vocation à intervenir lorsque le système immunitaire acquis est activé, voire mis à mal, du fait d'une pathologie : son activation signe la limite entre la santé et la maladie. En ce qui la concerne, en parallèle de son intervention sur les grandes fonctions homéostatiques, la clinique de la salutogenèse favorise le bon fonctionnement du système digestif et de sa flore bactérienne qui nous protège, nous nourrit et nous informe, et fait en sorte d'enrichir son dialogue avec le cerveau reptilien, qui est chargé de notre adaptation à l'environnement. Ce faisant, elle a pour objectif de renforcer le système immunitaire inné, qui repose essentiellement sur la bonne santé de notre microbiote et de ses échanges avec le système nerveux autonome.

Certains spécialistes de la micronutrition se focalisent de plus en plus sur le renforcement du système immunitaire acquis, ce qui est souvent nécessaire, mais il ne faut pas perdre de vue que son activation représente déjà un échec. Il existe ainsi une zone grise dans laquelle les méthodes de santé fonctionnelles sont capables d'activer le système immunitaire acquis. Au-delà, les médicaments sont nécessaires : il faut évidemment utiliser des antibiotiques pour traiter une septicémie. Mais cette action doit être complétée. Lorsqu'il faut tuer, il faut reconstruire, ce que ne fait jamais la médecine allopathique actuelle : elle prescrit des antibiotiques, mais jamais les probiotiques et l'alimentation qui favoriseront la reconstitution du microbiote détruit par le traitement. Et il en va de même pour les effets secondaires des médicaments allopathiques.

Selon l'approche salutogénésique, l'objectif est de fortifier et d'entretenir le système immunitaire inné, en favorisant une bonne interaction entre nos bactéries et les récepteurs responsables de ce système. Dans l'intestin, il s'agit de garantir l'intégrité des parois et du mucus, afin que les récepteurs reçoivent les bonnes informations et favorisent le bon fonctionnement du métabolisme. Cela dépend au premier chef, nous l'avons vu, de la qualité de l'alimentation et de la diversité de nos activités physiques.

En effet, à un certain niveau d'organisation, l'homme possède le même système immunitaire inné que la mouche drosophile ou que la pomme, qui n'en ont pas d'autre : manger une pomme, c'est ingérer le système immunitaire inné de la pomme, qui aurait pu donner naissance à un nouveau pommier. Cette conception est prometteuse, et elle rejoint les grandes leçons de la science écologique. Intervenir de façon adaptée sur le corps humain suppose en effet d'agir sur son environnement, et les logiques communes sont finalement nombreuses entre une bonne homéostasie interne, la capacité à supporter correctement les charges allostatiques et la bonne santé d'un écosystème.

Il faut néanmoins rester très humbles. Malgré les progrès constants de la science, nous ne saurons jamais tout de la machinerie d'une extrême complexité qu'est le corps humain. Il ne faut jamais oublier le point de vue rappelé par Molière : le médecin soigne, mais c'est le patient qui guérit. En pratique, 60 % des personnes qui consultent ont passé le pic de la maladie et sont déjà sur le chemin de la guérison, quel que soit le traitement apporté.

En orientant notre travail de soignants sur la promotion de la santé, nous obtenons des succès supplémentaires, mais cela ne doit pas nous bercer d'illusions : nous ne maîtriserons jamais tout. Ce dont nous sommes certains, en revanche, c'est que dans tous les cas, un organisme sain résistera beaucoup mieux aux problèmes qu'il rencontrera, et ce d'autant plus que la personne s'investira dans la prise en charge de sa santé.

Même si personne ne réalise en pratique un parcours sans fautes, il est en effet essentiel que chacun d'entre nous connaisse les grands mécanismes de la santé, pour en tirer les conclusions et disposer de ressources quand un problème apparaît.

Une vision politique de la santé

Par ailleurs, si la théorie et la pratique de la salutogenèse sont appelées à évoluer sans cesse, le savoir d'ores et déjà acquis permet de proposer une autre voie à l'approche actuelle de la santé publique. Il s'agit ici du volet politique de la vision dans laquelle j'inscris mon travail.

La salutogenèse propose en effet de sortir de nos sociétés qui sont de plus en plus pathogènes, marquées par des charges allostatiques qui s'alourdissent : alimentation de mauvaise qualité, pollution chimique généralisée, pollution sonore massive et… activités frénétiques sur-stressantes, y compris pendant les temps de loisirs : ainsi, dans les centres de traitements de l'addiction, la dépendance aux écrans est désormais la première source d'admission. Quant à la pollution par les ondes électromagnétiques, qui augmente rapidement, elle menace de devenir un énorme facteur pathogène à l'échelle globale, bien que l'on n'y prête pas souvent attention.

Face à cette situation, la salutogenèse propose aux responsables politiques d'aller au-delà des seules politiques préventives de santé publique, classiquement orientées en fonction des risques de maladies, pour promouvoir la santé en tant que telle. En effet, les progrès techniques pourraient aussi être orientés en fonction d'objectifs salutogénésiques, notamment dans le domaine de l'agriculture biologique. Il s'agit ainsi de refuser, collectivement, la tendance vers une aggravation des modes de vie du point de vue de la santé : il est en effet urgent de remettre l'humain et son corps au centre de la société, afin de faire en sorte que la charge allostatique liée aux modes de vie courants soit réduite. C'est finalement la promesse d'aller vers une vie plus agréable, ni plus ni moins.

Quant à la faillite des systèmes de soins actuels, elle est programmée si le système de santé n'est pas réorienté en profondeur. En effet, les coûts de la médecine de ville et du système hospitalier public et privé ne peuvent qu'exploser si l'on poursuit la voie actuelle, que ce soit en Suisse, en France, au Canada, en Belgique… sans même évoquer la situation catastrophique des États-Unis.

Dans la plupart des pays industrialisés, les coûts des systèmes de soin augmentent fortement sans amélioration notable de l'état de santé moyen. Bien au contraire, aux États-Unis, l'espérance de vie des hommes de plus de 50 ans régresse. Du fait de la hausse du coût des soins, un certain nombre d'actes et de médications ne sont plus pris en charge par la collectivité dans de nombreux pays, ce qui condamne de plus en plus de personnes dotées de revenus modestes ou moyens à ne plus se soigner.

Qui plus est, alors que ce sont les traitements chroniques qui pèsent le plus sur les caisses de maladie, l'efficacité des traitements concernant les maladies de civilisation (diabète de type 2, hypertension, etc.) est souvent très difficile à démontrer en termes d'espérance de vie. Les grandes firmes pharmaceutiques mettent sur le marché en particulier à prix d'or de nouveaux « traitements » contre les cancers, et le secteur de l'oncologie représente actuellement les plus importants de leurs investissements. Il est devenu courant de devoir dépenser des centaines de milliers de francs suisses pour gagner deux ou trois mois d'espérance de vie. Si la situation n'était pas aussi scandaleuse et douloureuse pour les cancéreux, ces prétendues innovations médicales pourraient sembler de sinistres gags.

Compte tenu de la situation financière des systèmes de soins, les États doivent proposer et financer autre chose pour que les personnes puissent s'occuper d'elles en leur apportant pour cela les clés essentielles. Le médecin doit, dès demain, tourner son action sur la santé, donc apprendre en détail l'art de la nutrition, de l'activité physique et de l'influence de l'environnement : quitter la pathogenèse pour développer la salutogenèse est devenu strictement indispensable pour l'intérêt général.

De la science à la dignité de la vie

Telle que je la conçois, la santé est une démarche positive et non masochiste : elle réside avant tout dans une recherche constante, confiante et optimiste. Il faudrait dans l'idéal effectuer un bilan de santé annuel afin d'identifier quels points améliorer au cours de l'année. D'ailleurs, je m'implique moi-même dans les protocoles que je prescris. En pratiquant les analyses qui permettent d'établir le « Score Santé » une fois par an, j'effectue mon propre suivi et me fixe mes objectifs pour l'année à venir.

Par ailleurs, la clinique* apprend beaucoup, mais elle doit sans cesse être confrontée au savoir scientifique, y compris pour poser des questions nouvelles à la recherche. Il est ainsi important de tenir compte des avancées de la physiologie et de la médecine fondée sur les preuves, mais il ne faut pas négliger l'écart entre les protocoles sur lesquels ces savoirs reposent et les conditions réelles dans lesquelles vivent les personnes singulières. Finalement, la pratique consiste à mettre en œuvre des connaissances scientifiques prouvées, sans pour autant fermer les yeux sur la complexité des phénomènes à l'œuvre et en étant sans cesse attentif à la personne ici présente, telle qu'elle est, le cas échéant pour lui faire part de ce que la science ignore encore.

En respectant ces principes éthiques, l'attitude de salutogenèse permet à chacun une prise en charge personnelle de sa propre vie, en prenant conscience des ressources qui sont à notre disposition en toute lucidité. De ce point de vue, tous les moyens d'accès à la connaissance sont profitables. Sans pour autant verser dans la magie, cette démarche positive permet d'échapper à un certain fatalisme ambiant propagé (souvent sans qu'ils en aient conscience) par les acteurs médicaux qui ne connaissent que la maladie.

Grâce à cette philosophie, la salutogenèse met les femmes et les hommes en situation de défendre leur intégrité et leur dignité, ce qui est finalement le plus important. Contrairement à une opinion courante, la santé n'est pas caractérisée par l'absence de troubles, mais par un sentiment d'harmonie avec soi. En tant qu'êtres vivants, nous sommes tous programmés pour mourir et transmettre notre vie et notre expérience, mais nous pouvons vivre jusqu'au bout en restant aux commandes. Cette exigence nous est transmise par ceux qui souffrent de la maladie, puisqu'ils nous disent que ce qui les peine le plus n'est pas toujours la douleur physique ou l'invalidité qu'elle apporte, mais, le plus souvent, l'indignité dans laquelle les plonge la sujétion qu'implique la perte de contrôle de leur corps et/ou de leur esprit. Perdre ses aptitudes et la maîtrise de ses soins est pour les personnes souffrantes la chose la plus difficile à affronter.

L'essentiel est alors que les personnes se soient mises en capacité de comprendre leur état de santé et d'en prendre soin d'une façon adaptée à leur cas et à leurs attentes. Il n'est pas certain qu'il suffise d'un travail sur soi de trois ou six mois pour tout changer, mais c'est le commencement d'une démarche qui devient ensuite, peu à peu, constante : il s'agit à la fois d'apprendre de nouvelles attitudes et le cas échéant de faire des efforts, mais aussi d'apprendre à y trouver du plaisir. Car bien souvent, le travail à effectuer n'est pas si compliqué que l'on pourrait le penser, et consiste tout simplement à renouer avec le bon sens : c'est le cas lorsqu'il faut par exemple préconiser de soigner des douleurs articulaires… en marchant !

En refusant d'enfermer à l'avance les personnes dans leur rapport à la maladie et en proposant aux malades de ne pas perdre de vue qu'elles peuvent continuer à travailler pour leur santé, la salutogenèse entend défendre la dignité de tous. Elle vise à défendre la santé plutôt qu'à craindre la maladie, et, pour ceux qui, nombreux, guériront d'une pathologie, à faire en sorte que cette guérison soit durable. De la sorte, la salutogenèse propose un projet éthique en travaillant pour tourner les personnes vers leur vie corporelle et consciente.

Elle entend transformer des individus passifs consommateurs de soins en personnes capables de produire leur santé. Pour autant, il ne s'agit en aucun cas de promettre l'éternité, comme le font les apôtres du transhumanisme.

Ainsi, même après un parcours de soins précis et efficace, certains patients vont rechuter dans leurs anciennes habitudes. Nous ne sommes pas parfaits, et l'expérience montre que certaines personnes modifient plus aisément leurs habitudes alimentaires que leur activité physique, et réciproquement. Mais après avoir connu plusieurs péripéties et après avoir éprouvé un certain nombre de problèmes, tous comprennent mieux comment fonctionne leur santé et disposent ainsi de ressources nouvelles qu'ils peuvent utiliser en inventant leurs propres solutions. C'est un changement considérable, un véritable succès, et l'objectif principal de la salutogenèse.

Des perspectives nouvelles

Pour terminer, je voudrais ajouter quelques mots sur les évolutions prévisibles de la méthode mise en œuvre dans le centre Lon[h]ea. Nous avons vu que le néocortex humain est le résultat de deux mutations cérébrales successives au fil de l'évolution. Cette vaste région de notre système nerveux, qui supporte les fonctions cérébrales les plus évoluées, n'a pas pour autant fondamentalement modifié le fonctionnement des réactions quotidiennes qui gèrent l'essentiel de notre homéostasie en réponse à l'évolution du milieu externe.

Le néocortex joue ainsi un rôle important dans la régulation du cerveau reptilien, donc de la santé. Or, il est possible d'agir sur son fonctionnement. La neurologie fonctionnelle permet en effet désormais d'activer de façon sélective les différentes aires corticales après avoir repéré celles qui dysfonctionnent. En pratique, des tests oculomoteurs mesurent la synchronisation du mouvement des yeux en fonction de stimulations variées (suivi d'une cible visuelle, par exemple), ce qui nous informe avec précision sur la plasticité du cerveau et sur le fonctionnement des différentes zones du cortex.

À partir de ces informations, il me sera bientôt possible de proposer, au cas par cas, aux patients des activités visant à stimuler les zones corticales qui fonctionnent mal. Pour ce faire, il sera aussi possible d'utiliser des champs magnétiques. D'autres protocoles permettront aussi dans un avenir proche de stimuler la production des antioxydants intracrâniens.

Enfin, si ces nouveaux développements prometteurs peuvent sembler techniques, ils ne doivent pas faire perdre de vue que le cœur de ma démarche et de mes recherches réside dans une conception profondément positive de la vie, que je m'efforce d'incarner et de transmettre au quotidien et auprès de toutes les personnes que je rencontre. Les messages des promoteurs de la salutogenèse s'appuient souvent sur des connaissances scientifiques pointues, mais ils renouent aussi souvent avec le bon sens, en nous invitant tout simplement à écouter notre corps.

En effet, l'expérience montre qu'il suffit souvent de quelques gestes pour stimuler assez simplement la santé en reconstituant les défenses de notre organisme : il redevient alors capable de lutter contre les risques de l'environnement.

Il suffit ainsi d'aller marcher quelques heures en montagne pour dynamiser son organisme pendant une semaine.

Et ainsi de suite… Pour la salutogenèse, il est très important d'avoir conscience des dangers et des risques que comporte l'existence, mais il ne faut surtout pas s'y enfermer : le monde est magnifique et les êtres humains qui y vivent possèdent tous de très grandes ressources, même s'ils les négligent encore trop souvent. Je serais donc très heureux si cet ouvrage vous a aidé à en prendre conscience et à vous tourner vers votre propre santé. C'est finalement ma seule ambition.

Annexe

Quelques lignes sur le parcours de l'auteur

Père de quatre enfants, je suis né en 1960 à Le Sentier dans une famille de fermiers de montagne. Dans la journée, mes parents travaillaient dans une entreprise d'horlogerie. En fin de journée et le matin, ils s'occupaient de leur petite exploitation qui comptait une dizaine de vaches. Notre famille n'était pas médicalisée. Lorsqu'un problème de santé se présentait, nous ne faisions le plus souvent rien de spécial. Ma famille utilisait à l'occasion des remèdes de grand-mère, dont certaines plantes, et il nous arrivait de faire appel à des rebouteux. Mais le plus souvent, nous attendions tout simplement que ça passe, et tout allait très bien.

Je me suis impliqué dans la salutogenèse parce que je n'ai jamais eu de problème de santé particulier. Ma dernière grippe remonte à 1981. J'ai eu la chance de naître dans une famille de sportifs et de gens qui vivaient sainement. Mon corps a été exposé dès le début de ma vie aux germes présents dans la ferme familiale et mon système immunitaire se porte apparemment très bien.

Lorsque l'exploitation familiale n'a plus permis de faire vivre ma famille, nous sommes descendus à Genève, où j'ai grandi. J'ai pratiqué plusieurs sports à la fois, et mon père a lui-même été plusieurs fois champion de combiné nordique en Suisse, et a participé à deux championnats du monde. Après le baccalauréat, j'ai joué comme footballeur professionnel dès l'âge de 18 ans, et j'ai suivi en parallèle des études de médecine, sans jamais rompre avec mon bagage personnel et familial. Je ne me suis pas particulièrement interrogé au début sur l'art de la santé. Je voulais au départ devenir médecin et je pensais que cela allait de soi.

Dès le début de mes études de médecine, j'ai déchanté. En effet, je supporte très mal l'injustice, et je la vivais particulièrement mal autour de l'âge de 20 ans. Or, la vie en milieu hospitalier était insupportable. Les patients n'étaient pas toujours bien traités ni respectés, et le fonctionnement hiérarchique hospitalier était très injuste, sans véritable justification. J'étais donc très malheureux en médecine. J'ai notamment fait des stages en gériatrie, qui est une spécialité très intéressante et où l'aspect hiérarchique était moins marqué. L'ambiance de la faculté de médecine était aussi très désagréable et concurrentielle, et j'y étais très mal à l'aise.

Mon choix de la chiropraxie a consolidé mes savoirs de base en physiologie et en biologie humaines, et j'ai eu la chance d'avoir en 1983 un accident de voiture qui a endommagé un de mes genoux et qui a mis fin à ma carrière dans le football. C'est la meilleure chose qui me soit arrivée, puisque j'ai décidé de quitter les études de médecine classique pour poursuivre à partir de 1985 mes études de chiropraxie aux États-Unis, dans le Los Angeles College of Chiropractic.

Cette discipline correspondait à ce que je recherchais : elle allie l'aspect scientifique et la recherche du diagnostic à une relation au patient très différente de celle de la médecine classique. J'ai découvert un certain nombre d'éléments sur lesquels je travaille toujours : activité physique adaptée, attention au régime alimentaire…

J'ai développé le travail sur l'appareil ostéo-articulaire, mais en parallèle, je souhaitais déjà mettre au point une méthode de santé validée scientifiquement. J'ai obtenu mon doctorat américain de chiropraticien en 1988 et le diplôme suisse correspondant en 1990. J'ai alors ouvert un cabinet classique et j'ai traité beaucoup de sportifs. Mes anciens camarades de football m'ont contacté. J'ai accompagné le tennisman Marc Rosset, et j'ai soigné l'équipe suisse de tennis de 1993 à 2001 en coupe Davis. J'ai également travaillé auprès de Martina Hingis. J'ai participé à ce titre aux Jeux olympiques d'Atlanta et de Sydney.

Malgré ce parcours, je ne sais pas ce qu'est la médecine du sport. Dans tous les cas, il faut s'adapter à des personnes singulières en fonction de leurs besoins : de ce point de vue, s'occuper d'un sportif, d'un banquier ou d'un éboueur, c'est la même chose.

En 1997, j'ai donc cofondé le centre Athletica, qui propose des activités physiques adaptées. Depuis vingt ans, nous y avons développé des protocoles pour tous types de personnes, que ce soit pour des sportifs ou des personnes en rééducation, mais aussi pour des personnes atteintes d'un cancer ou du SIDA. J'ai en parallèle étudié l'acupuncture de 1990 à 1993, mais je ne l'ai jamais utilisée, parce que je suis cartésien : j'aime beaucoup la philosophie de cette discipline, mais je pense qu'on ne pourra l'utiliser que lorsque l'on en connaîtra vraiment le fonctionnement. J'utilise parfois la technique du *dry needling* pour traiter des points douloureux et des tensions musculaires, mais je ne sais pas comment ça marche et je ne pratique pas la médecine énergétique.

J'ai aussi étudié la micronutrition et ai obtenu en 2006 le diplôme décerné dans cette spécialité par l'université de Dijon et Clermont-Ferrand. En 2013, j'ai ouvert à Genève le centre Lon[h]ea (Longevity and Health), qui est entièrement dédié au développement de la santé grâce à l'application de la méthode brevetée éponyme.

Remerciement

Je tiens à remercier Laurent Hutinet pour sa précieuse collaboration.

Glossaire

Les termes expliqués ci-dessous sont signalés par un astérisque lorsqu'ils apparaissent dans le texte de cet ouvrage.

Acide : voir *pH*.

Acides gras : Les acides gras sont les molécules de base des lipides et sont formés de chaînes de 4 à 22 atomes de carbone. 95 % des lipides sont dits triglycérides : ils comportent trois acides gras fixés sur une molécule de triglycérol. Les acides gras sont dits saturés s'ils ne comptent aucune double liaison carbone. Parmi les autres acides gras comportant 18 atomes et pouvant être insaturés, on distingue les Omégas-3 et les Omégas-6 : dans le premier cas, la double liaison carbone part sur le troisième atome de carbone à partir de l'extrémité méthyle, et sur le sixième dans le second cas.

ADN : voir *Nucléiques (acides)*.

Adrénaline : voir *Stress*.

Alcalin : voir *pH*.

Allopathie, allopathique : Synonyme de médecine classique contemporaine, qui utilise les médicaments. En opposition à médecine alternative.

Anamnèse : Ce terme provient du mot grec qui signifie « souvenir » : l'anamnèse est constituée de tous les souvenirs transmis par le patient au médecin. Il est, en pathogenèse, l'histoire de la maladie. Les informations recueillies par la salutogenèse vont au-delà de celles qui entourent les conditions d'apparition des symptômes.

Allostasie, allostatique : La notion d'allostasie correspond à la relation de notre organisme avec son environnement. Une bonne allostasie reflète une relation la plus adaptée possible à cet environnement lui-même adapté aux besoins de l'organisme, permettant une régulation optimale de l'homéostasie. L'environnement industriel contemporain fait souvent peser une charge allostatique trop lourde à laquelle l'organisme a du mal à répondre, d'où le développement de problèmes de santé.

Antioxydants : Ce terme désigne toutes les molécules qui s'opposent à l'oxydation d'autres corps chimiques présents dans l'organisme. Comme son nom l'indique, l'oxydation est souvent provoquée par une molécule d'oxygène : elle consiste à enlever un électron à une autre molécule.

Apoptose : Mort cellulaire programmée par la cellule elle-même.

ARN : voir *Nucléiques (acides)*.

Athérogenèse : Ce terme désigne le processus de formation des athéromes, c'est-à-dire du dépôt de lipoprotéines sur les parois des artères.

ATP : Acronyme de l'adénosine triphosphate. Il s'agit de la molécule qui fournit l'essentiel de l'énergie aux réactions du métabolisme au sein des cellules.

Autonomique : Sont dits autonomiques les phénomènes qui dépendent du système nerveux autonome.

Autophagie ou **autophagocytose** : Ces termes désignent les mécanismes par lesquels les lysosomes d'une cellule dégradent une partie de son cytoplasme (ensemble des constituants d'une cellule, hormis son noyau).

Base, basique : voir *pH*.

Biomécanique : Science qui étudie les mouvements des animaux, et en particulier des êtres humains.

Calorie : Unité énergétique qui vaut environ 4,18 joules, soit l'énergie nécessaire pour élever la température d'un gramme d'eau liquide de 1 °C. Cette unité reste couramment utilisée par la diététique classique.

Carbohydrates : Dénomination ancienne des glucides, dits encore hydrates de carbone, encore couramment utilisée en anglais. La définition actuelle des glucides désigne des molécules comprenant un groupe carbonyle et au moins deux groupes hydroxyles (OH^-).

Catabolique : Les réactions biochimiques cataboliques sont celles qui dégradent les molécules présentes dans l'organisme en des molécules plus simples. Ce faisant, elles libèrent de l'énergie.

Cellule : Il s'agit de la plus petite unité des organismes vivants capable de se reproduire de façon autonome. Les premières sont apparues il y a au moins 3,7 milliards d'années sur Terre, quand la plupart des organismes ne comprenaient qu'une cellule. La cellule possède, dans tous les cas, une membrane qui la sépare de l'extérieur, et souvent un noyau et des organites. Un corps humain comprend en moyenne environ 100 000 milliards de cellules.

Cervelet : Structure cérébrale commune à tous les vertébrés. Il ne définit pas lui-même la nature des mouvements, mais a pour rôle de synchroniser les gestes et d'assurer l'équilibre et la cohérence de l'activité motrice. Il reçoit ses informations à la fois des autres parties du cerveau, du système sensoriel provenant du corps et de la moelle épinière.

Chélation : Réaction chimique qui permet de neutraliser les métaux lourds.

Chyme : Contenu de l'estomac. Aussi appelé bol alimentaire, il est extrêmement acide et sa texture est celle d'une colle. Le terme désigne aussi le contenu de l'intestin grêle, qui est alimenté en chyme par l'estomac.

Clinique : Ce terme désigne les phénomènes et les relations constatables dans le cadre de la relation entre le soignant et le patient. Il implique notamment la parole, la vision, le toucher, l'odorat et les mesures réalisables *in situ* (température corporelle, pression artérielle, pouls, etc.).

Co-enzymes : Ces molécules ont pour rôle de participer à un certain nombre de réactions catalytiques aux côtés des enzymes proprement dites. Voir *Enzymes*.

Cofacteur : Molécule indispensable pour qu'une enzyme puisse catalyser une réaction biochimique donnée. Voir *Enzymes*.

Cortisol : Hormone sécrétée par la glande corticosurrénale en réponse aux situations de stress. Elle permet de libérer de l'énergie à partir des réserves de l'organisme, et joue également un rôle-clé dans la régulation du sommeil et en faveur des mécanismes anti-inflammatoires.

CRP+ : Protéine produite par le foie, qui est un marqueur de l'inflammation.

Dendritique (cellule) : Cellule formée par la moelle osseuse qui a la faculté de se déplacer dans le corps. Elle est responsable de la présentation des organismes non humains aux systèmes immunitaires inné ou acquis.

Docteur : Traditionnellement, ce terme désigne celui qui connaît et transmet l'art de la santé. Dans les pays occidentaux, il est souvent confondu avec le docteur en médecine, formé à l'université.

Efférentes (fibres) : Désigne l'ensemble des fibres nerveuses qui partent d'un système nerveux central (cerveau, moelle épinière) pour rejoindre le reste de l'organisme.

Émonctoires : Ensemble des organes chargés d'éliminer les substances toxiques pour l'organisme : système foie-intestin, reins, peau et poumon.

Enzymes : Ensemble de protéines dotées de propriétés catalytiques, c'est-à-dire qui permettent de faciliter les réactions métaboliques sans y prendre part directement.

Épigénétique : Les mécanismes épigénétiques désignent l'ensemble des facteurs environnementaux qui agissent sur l'expression du patrimoine génétique contenu par le noyau des cellules.

Épiploon : Réseau de fascias qui maintient en place les organes du thorax et de l'abdomen. Le grand épiploon enserre la zone qui va de l'estomac au côlon, intestin grêle inclus. Le petit épiploon garde en place les organes de la région qui va de l'estomac au foie.

Eucaryotes : Terme désignant tous les organismes, unicellulaires ou multicellulaires, caractérisés par la présence d'un noyau et généralement de mitochondries dans leurs cellules.

Fascias : Ces tissus entourent et séparent la quasi-totalité des structures de notre corps (muscles, organes, vaisseaux, etc.). Ils sont fibreux et élastiques, riches en collagène, et portent notamment les organes dans notre thorax et notre abdomen.

Glucocorticoïdes : Hormones – cortisone et cortisol – secrétées par le corps en petites quantités et dont les propriétés sont anti-inflammatoires, antiallergiques et immunosuppressives.

Glycogène : Glucide complexe stocké dans le foie. Il peut être transformé rapidement en glucose pour fournir rapidement de l'énergie à l'organisme.

Glycoprotéine : Protéine avec un glucose attaché à une de ses extrémités.

Golgi (récepteurs de) : Ces récepteurs situés dans les tendons informent le système nerveux autonome très rapidement et en continu afin de gérer la situation du corps dans l'espace, régler la posture et protéger les tendons des risques de rupture en réglant la force musculaire.

Holistique : Le point de vue holistique est celui qui s'intéresse à un objet dans son ensemble et non du point de vue de ses parties.

Holobionte : Ce terme désigne l'association entre plusieurs organismes en raison de leur intérêt mutuel. Il désigne en particulier l'association entre l'organisme humain et son microbiote.

Homéostasie, homéostatique : Ensemble des mécanismes qui permettent à un organisme de réguler son environnement intérieur malgré les variations de l'environnement extérieur : pour l'être humain, ce terme concerne notamment la température, le pH, la pression interne, la concentration sanguine en glucose, etc.

Hormones : Substances chimiques qui transmettent à l'organisme des informations de façon assez lente à travers le sang ou la lymphe. Elles sont secrétées par les glandes dites endocrines et régulent l'homéostasie à travers des fonctions très variées, dont la nutrition, la croissance, la reproduction, la différenciation cellulaire et la régulation des rythmes biologiques. Voir *Adrénaline, Insuline, Cortisol, Noradrénaline.*

Immunitaire (système) : Le terme décrit de façon classique les cellules et les organes dont l'action vise à protéger le corps des animaux supérieurs de l'intrusion des organismes ou substances susceptibles de provoquer une maladie, et à les éliminer : c'est le système immunitaire dit acquis, transmis en particulier par la mère. Il est précédé par le système immunitaire inné, inscrit dans toutes les cellules du corps et commun avec un grand nombre de végétaux et d'organismes monocellulaires, dont les bactéries.

Inflammation : Phénomène stéréotypé provenant du système immunitaire en réponse à toute agression extérieure : infection, trauma, allergie, etc. Il concerne tous les tissus du corps et ses signes sont connus depuis l'Antiquité : rougeur, douleur, gonflement et chaleur. L'inflammation apporte aux tissus des moyens de défense jusqu'à la disparition de la cause externe, mais elle peut aussi devenir chronique et pathogène. Elle est universellement signée par la hausse de la concentration en protéine C réactive.

Insuline : Hormone sécrétée essentiellement par le pancréas, dont le rôle essentiel est l'absorption et la transformation du glucose contenu dans le sang par le foie, les cellules adipeuses (qui stockent les graisses) et les cellules des muscles squelettiques.

Interleukines : Protéines naturelles produites par le système immunitaire, qui agissent sur le système immunitaire lui-même. Elles servent de messagers entre les cellules du système immunitaire, notamment de médiateur dans les interactions locales entre les leucocytes (globules blancs). Elles sont également utilisées pour le traitement de certains cancers.

Jonctions serrées : Surfaces de contact étanches entre certaines cellules de l'organisme, notamment dans le tube digestif. Sans elles, l'estomac, comme l'intestin, seraient poreux. Leur intégrité est essentielle pour séparer le milieu extérieur du milieu interne.

Lipomax : Intensité d'un effort qui correspond au recours maximal aux graisses pour répondre aux besoins d'énergie de l'organisme.

Lymphatique (système) : Système complexe qui associe des organes producteurs de globules blancs, des vaisseaux et des ganglions et fait circuler dans l'ensemble du corps un liquide épais essentiellement composé d'eau, qui joue un rôle essentiel dans le système immunitaire acquis. Ce système élimine les déchets et les agents infectieux, évitant qu'ils ne se déversent dans la circulation sanguine. Les déchets qui en sont issus sont traités par le foie.

Lymphoïde (tissu) : Les tissus lymphoïdes sont présents en de nombreuses parties du corps et hébergent les lymphocytes et d'autres cellules du système immunitaire acquis. La moelle osseuse, les ganglions lymphatiques, les amygdales ou l'appendice en font partie.

Lysosome : Organite cellulaire qui joue en quelque sorte le rôle de poubelle, puisqu'il élimine les molécules non fonctionnelles grâce à un mécanisme de digestion.

Mécanorécepteurs : Ces types de récepteurs sont tous sensibles à la déformation mécanique, qu'elle soit d'origine interne ou externe au corps. L'information qu'ils recueillent est traitée par le système nerveux autonome.

Métabolisme, métabolique : Ensemble des réactions biochimiques qui ont lieu dans l'organisme pour assurer le maintien de son fonctionnement. On distingue les réactions anaboliques, qui donnent naissance à des molécules plus complexes que celles présentes au départ, des réactions cataboliques, qui débouchent sur les molécules plus simples à la fin de la réaction.

Microbiote : Ensemble des organismes vivants non-humains qui vivent en symbiose avec celui-ci, et sans lequel il ne pourrait pas survivre. Il s'agit pour l'essentiel de bactéries, mais pas uniquement.

Micronutrition : Cette notion s'oppose à la macronutrition, qui concerne l'essentiel de la masse des aliments. La qualité de la micronutrition (vitamines, oligoéléments, antioxydants, équilibre sodium/potassium, etc.) est la variable-clé pour la diversité de la flore intestinale et pour la qualité du métabolisme.

Mitochondrie : Organite chargé au sein de la cellule de la production énergétique sous forme d'ATP. La chaîne respiratoire s'y trouve, et l'essentiel du cycle de Krebs s'y déroule.

Mmol/l : Unité de mesure de quantité de matière du Système international (SI), valant 10–3 mole (Wikipédia).

Myélinisée (fibre nerveuse) : Les fibres nerveuses peuvent être ou non entourées d'une gaine de myéline, substance principalement composée de lipides. Elle joue le rôle d'un isolant pour l'influx nerveux, ce qui lui permet de se propager à grande vitesse (de l'ordre de 10 à 75 mètres par seconde). Les fibres non ou peu myélinisées transmettent leurs influx de façon plus lente.

Néocortex : Partie du cerveau propre aux mammifères. Constituée de matière grise, elle permet d'effectuer des opérations complexes pour adapter le comportement à l'environnement. Elle est extrêmement développée et complexe chez l'être humain.

Neurodégénératives : Maladies qui dégradent le système nerveux (notamment le cerveau) et affectent ses fonctions. En font partie les maladies d'Alzheimer et de Parkinson, par exemple, ainsi que la sclérose en plaques.

Neurone : Cellule de base du système nerveux. Elle traite et transmet l'information nerveuse sous forme d'un influx bioélectrique. Certains neurones recueillent des informations issues des tissus ou les leur transmettent, par exemple pour contracter un muscle. Les neurones échangent leurs informations entre eux par le biais d'espaces nommés synapses, dans lesquelles circulent des substances nommées neurotransmetteurs, qui sont captés par les récepteurs du ou des neurones suivants.

Neuroplasticité : Capacité du système nerveux central à modifier son architecture en réponse aux informations internes ou externes, afin d'adapter les réponses cognitives, affectives et/ou comportementales au fil du déroulement de la vie.

Noradrénaline : voir *Stress.*

Nucléiques (acides) : Ces molécules célèbres et de grande taille contiennent et transmettent l'information génétique propre à l'espèce et à l'individu. L'acide désoxyribonucléique (ADN) contient l'ensemble du génome (30 000 gènes environ chez l'homme), stock d'informations pouvant être activées en fonction des sollicitations du milieu interne pour procéder au développement du nouvel individu ou orienter son métabolisme. L'ADN est situé dans le noyau de chaque cellule. Les différentes molécules d'acide ribonucléique (ARN) sont essentiellement impliquées dans la transcription et l'activation de l'information génétique au sein de la cellule. Nous savons désormais que cette activation dépend du milieu de la cellule, au gré de phénomènes épigénétiques.

Oméga-3 et **Oméga-6** : voir *Acides gras.*

Osmotique (pression) : Phénomène chimique universel qui tend à homogénéiser la concentration en minéraux des liquides mis en contact par une membrane semi-perméable.

Relativement pauvres en sodium, la plupart des cellules doivent ainsi mettre en œuvre des contre-mécanismes chimiques permettant d'empêcher le sodium de traverser leurs membranes.

Parasympathique (système) : Système nerveux aussi appelé « vagal ». Il est l'une des parties du système nerveux autonome et contrôle les activités involontaires des organes, glandes et vaisseaux sanguins. Mettant en jeu l'acétylcholine en tant que neurotransmetteur, il tend à ralentir les fonctions de l'organisme et à stimuler les fonctions de réparation métaboliques. Il est inhibé par le réflexe du stress. Voir *Stress et Sympathique (système)*.

Pathogène, pathogenèse, pathogénétique : Les agents et mécanismes pathogènes sont ceux qui sont en jeu dans l'origine et le développement des maladies.

Patient : Désigne en médecine et dans les autres formes thérapeutiques une personne qui vit ses symptômes de façon passive et qui s'adresse au soignant pour tenter de s'en débarrasser. Du fait de l'usage, la clinique de la salutogenèse le conserve, bien qu'elle ait pour but de rendre la personne active et autonome.

Périphériques (régions) : Désigne les régions du corps externes au système nerveux central (cerveau et moelle épinière).

pH : Indice de potentiel hydrogène, qui mesure le caractère alcalin ou acide dans une solution aqueuse. Les molécules d'eau (H_2O) dissocient les composés acides en ions négatifs et en ion H^+, et les composés alcalins en ions positifs et en ions OH^-. L'eau pure possède un pH neutre de 7 ; les valeurs inférieures sont dites acides et les valeurs supérieures alcalines ou basiques. Les réactions biochimiques sont très sensibles au pH et l'essentiel de notre métabolisme fonctionne de façon optimale en milieu basique.

Physiologie : Nom de la science qui étudie les fonctions, les mécanismes et l'organisation mécanique, physique et biochimique des organes et tissus constituant un être vivant.

Physiologiste : spécialiste de la physiologie, science qui étudie le fonctionnement d'un organe ou d'un organisme vivant.

Polysaccharides : Sucres/glucides naturels, formés par la condensation de plusieurs sucres simples.

Prébiotiques : Fibres alimentaires de toutes sortes dont se nourrissent les bactéries de l'intestin. Elles peuvent être choisies pour orienter le régime alimentaire en fonction des carences détectées dans telle ou telle famille bactérienne.

Précurseur : Molécule de départ indispensable à la fabrication par l'organisme d'autres composés biochimiques.

Probiotiques : Organismes vivants monocellulaires (bactéries et levures) utilisés en compléments alimentaires pour orienter la composition des flores du tube digestif.

Prophylaxie, prophylactique : Ensemble des mesures à prendre pour prévenir les maladies.

Prostaglandine : Hormone dérivée d'acides gras non saturés, présente dans de nombreux tissus animaux, et ayant des effets biologiques multiples.

Somesthétiques : Désigne les sensations conscientes distinctes des sens de l'audition, de la vue, du goût et de l'odorat.

Souche bactérienne : une souche bactérienne est une sous-espèce d'une espèce donnée.

Stress : Le stress décrit un ensemble de réactions physiologiques commandées par le système sympathique, et qui donne en quelques dixièmes de seconde au corps les moyens de combattre ou de fuir face à une menace, ceci grâce à l'accélération du rythme cardiaque et à l'augmentation rapide de l'irrigation sanguine du cœur, des poumons et des muscles squelettiques, ainsi que la transformation rapide du glycogène en glucose. Le stress active les glandes surrénales pour produire adrénaline et noradrénaline afin de prolonger cette réaction si nécessaire dans le temps.

Suc pancréatique : liquide biologique sécrété par le pancréas exocrine. C'est le suc le plus complet. Il est composé de : bicarbonates, sels dont la teneur élevée rend le suc alcalin, c'est-à-dire élève le pH ; des enzymes protéolytiques (trypsine, chymotrypsine, carboxypeptidases) qui hydrolysent les protéines ; des enzymes glycolytiques qui hydrolysent les sucres ; des enzymes lipolytiques (lipase) qui hydrolysent les triglycérides, les diglycérides et les monoglycérides.

Symbiose : En écologie, ce terme décrit l'association entre deux organismes vivants ou plus, telle que les espèces impliquées en tirent chacune un bénéfice : bien souvent, ces organismes ne pourraient pas vivre séparément.

Sympathique (système) : Système nerveux qui fait partie du système nerveux autonome et joue un rôle généralement antagonique à celui du système nerveux parasympathique, notamment auprès des organes du thorax et de l'intestin. Il met essentiellement en jeu l'adrénaline et la noradrénaline et tend à accélérer le métabolisme. Voir *Stress*.

Synapse : Espace entre deux neurones. Les neurotransmetteurs sont émis par le neurone efférent et sont captés ou non par les récepteurs du ou des neurones afférents, ce qui permet au système nerveux de traiter et de transmettre l'information.

Tuttipotentiels (récepteurs) : Récepteurs cutanés et sous-cutanés qui informent le système nerveux autonome des conditions locales de température, de pression, de vibration et de pH.

Variabilité du rythme cardiaque : Son analyse statistique permet d'évaluer l'équilibre entre les systèmes sympathique et parasympathique, ainsi que l'activité générale du système nerveux autonome.

Vasoconstriction : Mécanisme qui diminue le calibre des vaisseaux sanguins, commandé (entre autres) par le système sympathique pour orienter la répartition du sang selon les régions et tissus corporels. La vasoconstriction est aussi la première réaction en cas de lésion d'un vaisseau sanguin.

Ventilatoire : Désigne les mécanismes relatifs à l'activation du système respiratoire (poumons) par les muscles qui en modifient le volume.

Vestibulaire (système) : Présent chez la plupart des mammifères, cet organe situé derrière l'oreille est sensible aux variations de pression et informe ainsi le système nerveux autonome de la position et du déplacement de la tête.

Xénobiotique : Substance initialement étrangère aux mécanismes de la vie. Ces molécules le plus souvent toxiques sont essentiellement introduites dans le corps humain par l'industrie chimique et par les industries apparentées.

Bibliographie

L. Agullo et D. Chos, *En bonne santé grâce à la micronutrition*, Albin Michel, 2014.

G. Canguilhem, *Le Normal et le pathologique*, PUF, 2013, 12e édition.

R. Dachez, *Histoire de la médecine*, Taillandier, 2008.

G. Enders, *Le Charme discret de l'intestin*, Actes Sud, 2015.

A. Golay et A. Giordan, *Guide d'éducation thérapeutique du patient*, Maloine, 2016.

L. Lambrichs, *Claude Bernard, Louis Pasteur, Sigmund Freud : légendes et réalité de notre médecine*, Hachette, 2013.

B. Lindström et M. Eriksson, *La Salutogenèse*, PUL, 2012.

A. Van Lysebeth, *J'apprends le yoga*, Flammarion, 1976.

M. B. Mittelmark, S. Sagy, M. Eriksson *et al.*, *The Handbook of Salutogenesis*, Springer, 2017.

Molière, *Le Malade imaginaire*, 1673, nombreuses éditions.

A. Rauch, *Histoire de la santé*, PUF, 1995.

D. Riché, *Micronutrition, santé et performance*, De Boeck, 2008.

M.-A. Selosse, *Jamais seul*, Actes Sud, 2017.

S. Solmi, *La Santé de Montaigne*, Allia, 1993.

J.-C. Sournia, *Histoire de la médecine*, La Découverte, 2004.

G. Vigarello, *Histoire des pratiques de santé. Le sain et le malsain depuis le Moyen Âge*, Seuil, 1999.

J.-D. Vincent, *Biologie des passions*, Odile Jacob, 1986.

Crédits photos

Adobe Stock : © Ramona Kaulitzki, p. 6 ;
© Maksim Pasko, p. 8 ; © Juan Gartner, p. 10 ;
© ag visuell, p. 12, 94 ; © Blickfang, p. 15 ;
© acrogame, p. 20 ; © graphic@jet, p. 22 ;
© Juulijs, p. 27, 30 ; © pict rider, p. 28, 29, 31 ;
© sdecoret, p. 41 ; © cassis, p. 46 ; © samopauser, p. 52 ;
© Lonely, p. 55 ; © Anatomy Insider, p. 64 ;
© faye93, p. 83 ; © scyrus, p. 91 ; © hakase420, p. 95 ;
© JYPIX, p. 99 ; © Monkey Business, p. 104 ;
© majivecka, p. 106 ; © skiny25, p. 109 ;
© anitalvdb, p. 111 ; © GreenArt, p. 119 ;
© JPC-PROD, p. 121 ; © freebird7977, p. 123 ;
© kozorog, p. 125 ; © anaumenko, p. 128 ; © valcaf, p. 128 ;
© lblinova, p. 129 ; © Patric Froidevaux, p. 130 ;
© fabimax, p. 133 ; © ajlatan, p. 134 ; © TR Design, p. 135 ;
© Silvia Bogdanski, p. 136 ; © M.studio, p. 137 ;
© reineg, p. 140 ; © Angel Simon, p. 148 ;
© Sergio de Flore, p. 151 ; © Kzenon, p. 153 ;
© Spectral-Design, p. 158 ; © adimas, p. 160 ;
© macrovector, p. 162 ; © Subbotina Anna, p. 166 ;
Katarzyna Bialasiewicz, p. 169 ; © blanche, p. 173 ;
© mitarart, p. 181 ; © Rostislav Sedlacek, p. 187.

Dépôt légal : novembre 2018
Achevé d'imprimer en octobre 2018
Imprimé en République tchèque